自己とは何なのか？

意識・自我・心についての神経科学的考察

平野文夫

幻冬舎ルネッサンス新書

242

はじめに

皆さんにはこれまでに自己について思いを巡らす機会があったと思う。人生の岐路では、自分が何を望んでいるかを考え、入学試験や就職活動の面接に際しては、自らを省みて長所やセールスポイントを考えたのではないだろうか。自分自身のことはよく分かっているつもりでも、実は気づいていないことも多い。他者に自分の性格や特徴、癖などを指摘されて、納得した経験のある方もいると思う。また、自己の存在意義や良心について思い悩んだ方もいるのではないだろうか。予期せぬ時に予想外の感情が湧き起こり、戸惑った経験をした人もいるかもしれない。自分自身は、分かっているようでよく分からない不思議な存在である。

私あるいは自己とはどのような存在なのか？　この疑問は私が高校生時代に哲学書やいくつかの文学作品に接した時にいだいた問いである。デカルトは「我思う、故に我あり」と記し、さまざまな事柄を徹底的に疑った時に唯一疑えないものとして思考している自分自身（意識）が残ると主張した。本書で説明していくように、外界の景色の視覚像などの知覚には錯覚が存在するし、夢の中ではさまざまな表象が浮かんでくるのだから、私たちが知覚した事柄をそのまま世界の真実とは見なし難いということがある。この考えを推し進めると、自己にとっての世界は、眼・耳・鼻・舌・皮膚などの感覚器が受容し、その情報を脳・神経系が処理した創作物ということになる。そうすると、世界は自己を中心にして存在していると見なすこともできるのだが、その自己は脳の神経回路の活動が作り出した存在のようだ。

　自意識や心の物理化学的基盤は脳であり、意識のはたらきは脳の活動状態に依存して変化する。そして、脳の主要構成要素は神経細胞であり、神経細胞はシナプスと呼ばれる構造を介して他の神経細胞とつながって、情報伝達と統合を行う神経回路を形成している。神経細胞・シナプス・神経回路のはたらきについてはまだまだ未解明な点は多いものの、それらのはたらきの概要は物理化学的に説明できるようになってきている。

　しかしながら、客観的に理解されようとしている脳のはたらきやそのメカニズムと主観的な意識をどのように結びつけるかは難問であり、哲学者のチャーマーズはこの問いを解決が困難な**ハードプロブラム**（Hard Problem）とした。ちなみに、ハードプロブラムに対する**イージープロブラム**（Easy Problem、簡単な問題）は、脳における物理的な過程の解明とされている。こちらについては将来的には解決が可能と考えられ、その道筋についてある程度の見通しが立つという意味でイージープロブラムと呼ばれた。ただし、実験神経科学者の立場からすると、まだまだ奥深い未解明の問題が多々あり、とてもやさしい課題などではないと感じる。話をハードプロブラムに戻すと、それは本質的に解決できようのない問題ではないかと考えられ、主観的意識と物質的な物理化学現象は別物だという二元論も主張されてきた。ただし、意識的な活動が脳・神経系のはたらきに依存していることは間違いない。デカルトは二元論者なのだが、それでも客観的な物理的世界と主観的な精神の世界は関連すると考えて、脳と意識（自我）は松果体と呼ばれる脳の正中部にある小さな構造で交流するとしたが、現在では松果体をそのような部位とは見なせないことが分かっている。

私はこれまで分子細胞レベルの実験神経科学者および生物科学者として研究に携わってきた。その過程で、動物が進化する際に個体の生存と種の繁栄を有利にするために脳・神経系が発達し、意識が誕生したのではないかと考えるようになった。そして、この考えは２０１９年に出版した前著『何のための脳？』に記した。ただし、この前著では主観的な意識現象についての分析は行わなかった。以前から私は、意識や心の問題には関心があったものの、内観や思弁的な考察を主として研究活動をすることには抵抗感が強かった。そういったこともあり、脳・神経系がはたらく基本原理の解明を実験的な事実の積み上げによってめざそうと考えて、学習と記憶の基盤となるシナプスの変化に着目した研究を行ってきた。一方で、私がそうした分子・細胞レベルの研究に従事している間に、生体の脳の活動を記録または操作するさまざまな研究手法が開発され、意識に関する興味深い実験結果も多く報告されるようになってきた。

私は現時点で、意識現象の特性の明確化と整理、そしてその脳・神経活動基盤をかなり理解できるようになってきたと感じている。本書では、意識・自我の実体について、神経科学者の視点でさまざまな科学的知見を紹介するとともに、私自身の考えを整理して提示する。読者が本書により、意識や心について新たな視点を得て、それが自己についての理解を深めることに多少なりと役立てたとすれば、私には望外の喜びである。

なお、本書では本文に加えてコラムとトピックという欄を掲載した。コラムでは神経科学に関する少し詳しめの説明を記した。記載内容は、本文のより良い理解に役立つと思うが、読み飛ばしても本書の趣旨は把握できると思う。意識や心の問題に興味を持っていても、神経科学の情報に特段の関心のない方は、まずコラムは飛ばして本文を読み、興味と必要に応じてコラムを参照するのがよいかもしれない。また、トピックでは、感情について新たな視点を提供できるような情報を記した。納得・共感できることも意外に感じることもあると思う。楽しんで読んでいただければ幸いである。

自己とは何なのか？

意識・自我・心についての神経科学的考察

目次

第一章　意識とは

意識とは何であろうか？　意識は感じたり考えたりする精神活動を担う主体といったイメージをお持ちの方が多いのではないだろうか。意識に関するさまざまな書籍・文献を読むと、「意識」という単語が異なった意味で使用されていることがある（参考文献1～4、16～18）。そして、「意識」が何を意味しているかの定義が不明確な状態では話がかみ合わない。

「意識」には大きく分けて少なくとも三通りの意味がある（参考文献1）。「**第一の意識**」は、医師が意識レベルと表現する際の「意識」で、目覚めている、寝ている、**昏睡**《こんすい》状態といった人の**覚醒**《かくせい》状態を表現している。この「第一の意識」は、通常私たちが持っている「意識」のイメージよりも単純かつ機械的で、型にはまった脳・神経系のはたらきを示す単語になっている。

「**第二の意識**」は、気がついている状態を示している。ある事物に**注意**が向いてそのことに気づいているときに、「意識」しているといった表現が使われる。私たちは常時多くの感覚入力を受けているが、その多くには注意が向かうことはなく、「意識」されず、それらは「無意識」の状態で処理されている。ただし、意識されない情報にも私たちの体は**反射**的な応答をするし、意識されていないことが行動選択にも影響を及ぼす。「**第三の意識**」は、自己の状態を観察・**内省**《ないせい》して思考する「意識」である。デカルトが記した「我思う」の「我」である。この「第三の意識」がもっとも高次で、心の本体に近いものである。

　このように、「第二、第三の意識」は主観的な現象あるいは体験を表現しており、定義の共有化が難しい単語である。そして、何を意味しているかがあいまいだと、なんとなく分かった気になることはあっても、「意識」の分析や考察の共有性または客観性に乏しくなり、真の理解を得ることが困難になってしまう。以降では各々の「意識」について説明していくが、各「意識」の内容を明確にしつつ、その分析と各々の神経科学的な基盤について検討していこうと思う。

第二章　医学的意識（第一の意識）

医師は医学的に適切な対応をするために、意識・覚醒《かくせい》レベルについて医学的な判断を行うことがあり、各レベルについての判断基準が定められている。**ジャパン・コマ・スケール**および**グラスゴー・コマ・スケール**によって設定された基準が知られている。以下で各々の判断基準を具体的に説明するが、ここで説明する「第一の意識」は、主観的な自己体験というよりも脳・神経系の外形的な応答性を表している。

ジャパン・コマ・スケールの基準は、Ⅰ刺激しないでも覚醒している、Ⅱ刺激すると覚醒する、Ⅲ刺激しても覚醒しない、という3レベルに大別され、さらに各レベルに細分レベルがある。Ⅰには、意識清明、時・場所または人物が分からない、氏名または生年月日が分からない、の3レベルがある。Ⅱでは開眼に着目し、普通の呼びかけで開眼、大きな声または体を揺さぶると開眼、痛み刺激と呼びかけの反復で開眼、の3レベルがある。そしてⅢでは痛み刺激に対する応答に注目して、はらいのけ応答、手足を動かすか顔をしかめる、反応しない、の3レベルがある。ⅡおよびⅢのレベルは、反射応答の程度による分類と考えられ、これらは通常「無意識」の応答と判断する現象である。ただし、レベルⅠでは「第三の意識」に関係すると見なせる、自分のおかれた状況を判断する**見当識**《けんとうしき》のはたらき具合が評価されている。

一方、グラスゴー・コマ・スケールでは、E開眼、V言語音声反応、M運動反応に着目する。そしてEについては、自発的に開眼、言葉により開眼、痛み刺激により開眼、開眼しない、各々に4〜1点をつける。Vについては、見当識あり、混乱した会話をする、不適当な単語を発する、無意味な発声、発声なし、各々に5〜1点をつける。Mについては、指示に従う、痛み部位に手をもってくる、痛みに対して手足を引っ込める、異常な手足屈曲反応をする、手足の異常伸展をする、動かない、各々に6〜1点をつける。

いずれの意識レベル判定基準でも、反射の有無および応答性の違いや簡単な見当識の有無を外形的・客観的に判定しており、ここで扱う「意識」では、自我や気づきなどの主観的現象についての判断はなされていない。「医学的意識」では、通常私たちが「無意識」の反応と考えている応答を含めて「意識」のレベルを定めているにすぎない。

第三章　気づいているという意識・クオリア（第二の意識）

「第二の意識」は気づいている状態を示す。無意識に対して「意識」という単語を用いる際の「意識」は、ほぼこの「第二の意識」を指している。この章の以下の節で詳しく説明していくが、私たちは外界からの刺激による感覚入力のほとんどに気づいていない、つまり**知覚**《ちかく》していない。感覚を受けることと、知覚することはレベルが異なっている。私たちがあることに気づく時に、そのあることにはそれ特有の**主観的体験**が伴う。例えば、焚火で赤い炎を見れば、熱そうな赤色を主観的に感じ、冬に雪の積もった川岸から川の水に触れれば、冷たさを生々しく感じる。この生々しい主観的体験は**クオリア**（質感《しつかん》）と呼ばれ、「意識」に上がってくる。そして、ある事柄に注意していれば、それに関係する事柄や感覚入力に気づきやすくなる。気づくことに関係した神経活動の研究により、興味深い新知見が得られてきており、気づきが特定の**神経細胞集団**の活動によって引き起こされることは確かである。ある感覚入力が知覚されることにかかわる神経活動について、以下のいくつかの節で具体的に説明する。しかしながら、神経活動によって主観的なクオリアがいかにして生じるかは、答えることが困難なハードプロブラムである。

（1）感覚と知覚

私たちは**視覚**《しかく》、**聴覚**《ちょうかく》、**平衡感覚**《へいこうかんかく》、**嗅覚**《きゅうかく》、**味覚**《みかく》、**皮膚感覚**《ひふかんかく》**（触覚**《しょっかく》**、温度感覚）**などさまざまな感覚刺激を感覚器で受容している。しかしながら、それらの感覚入力の一部にしか気づいていない。言い換えると、感覚の一部のみを知覚している。多くの感覚入力情報は受容器から脳へ送られているにもかかわらず、気づかれない状態になっているが、それでも私たちの体は一部の感覚入力に対して自動的に反射応答している。例えば私たちの目は、頭部が動いた時に頭部回転とは逆方向に回転して視野のブレを抑えている。この**前庭動眼反射**《ぜんていどうがんはんしゃ》のはたらきによって、揺れている電車の中でも本を読むことができているのだが、通常は頭部の揺れに気づいていない。熱さ・寒さや激しい運動時の息切れに気づくことはあるが、体温・血圧・心拍の変化といった**自律神経系**の応答を引き起こす感覚入力に気づいていないことは多い。感覚入力の一部のみに気づくことについて以下で検討していくが、その前に感覚情報が脳・神経系でどのように処理されるかを説明しておきたい。

一般的に、ある特定の**感覚細胞**は限定された特定の刺激のみに応答する。そして、その応答が上位の神経系で情報処理されていくのに伴い、上位の脳部位にある神経細胞は、動物にとっ

神経細胞	応答性
網膜　視細胞	視野の特定位置の点
神経節細胞（出力細胞）	視野の特定位置の円
視床	視野の特定位置の円
大脳皮質一次視覚野	視野の特定位置にある特定の傾きをもつ線
大脳皮質側頭葉高次視覚野	複雑な形の図形や顔。位置には依存しない。

図1　視覚系における情報処理。視覚情報処理が上位の神経系へと進むにつれて、神経細胞はよりまとまった形状などに応答するようになり、位置情報は失われて、より概念的な画像をコードするようになる。

て意味のあるまとまった刺激の集まりに応答するようになる（図1）。例えば、視覚系の感覚細胞である**網膜**《もうまく》の**錐体**《すいたい》や**杆体**《かんたい》は、それに光が照射されるか否かで応答が決まるが、**大脳皮質**《だいのうひしつ》の上位領域の神経細胞は顔などの特定の形に応答する。内耳で音を検知する感覚細胞である**有**《ゆう》**毛細胞**《もうさいぼう》は、特定の周波数の音のみに応答するが、上位中枢の神経細胞は鳴き声など動物にとって意味のある音に応答する。鼻の**嗅覚受容細胞**は特定の物質に対して反応するが、上位中枢の神経細胞は尿の臭いなど、動物にとってより意味のある複合臭に応答する。以下でこうした脳内での**感覚情報処理過程**について、視覚系を例として説明する。なお、次段落の説明は多少詳しくしてあるので、視覚に関する脳内神経回路で情報処理が進むにつれて、よりまとまった図形（概念）に神経細胞が応答するようになっていくことを理解していただければ、次の二段落は読み飛ばしても構わない。

光を受容するのは網膜にある**光受容細胞**の錐体と杆体である。それらの光受容細胞は光が当たるか否かに応答して、網膜内の**双極細胞**《そうきょくさいぼう》にシナプスを介して情報を伝え、双極細胞は次に**神経節細胞**に情報を伝える（図2）。この網膜内の情報伝達過程において、双極細胞は複数の光受容細胞から入力を受け、神経節細胞は複数の双極細胞から入力を受けることにより、一つの神経節細胞は網膜上の一点より大きい円状の部位の明暗に応答することになる。

次に神経節細胞は、大脳皮質内側にある**視床**《ししょう》内の**外側膝状体**《がいそくしつじょうたい》と呼ばれる領域に、**軸索**《じくさく》と呼ばれる長い神経突起を伸ばして、そこの神経細胞にシナプス結合する（投射《とうしゃ》する）（図3）。そして、視床外側膝状体の神経細胞は後部大脳皮質（**後頭葉**《こうとうよう》）にある**一次視覚野**《しかくや》に投射する。一次視覚野の神経細胞は視野内にある円状の明暗には全く応答せずに、各々が特定の視野位置の特定の傾きの線に応答する（図4）。次に、一次視覚野の神経細胞は、多数の視覚関連大脳皮質領域（**高次視覚野**）に投射するが、その中で形の知覚に関与するのは**側頭葉**《そくとうよう》の視覚関連皮質部位であり、そこに存在する神経細胞は顔や複雑な形の図形に応答する（図4）。なお、この応答はその図形が視野のどこにあっても同様であり、この部位の神経細胞は特定の図形の形状に応答し、場所についての情報は消失している。つまり、場所については情報が一般化されていて、この部位の神経細胞は、ある程度概念化された特定の形態についての情報を反映した活動をしていると見なせる。

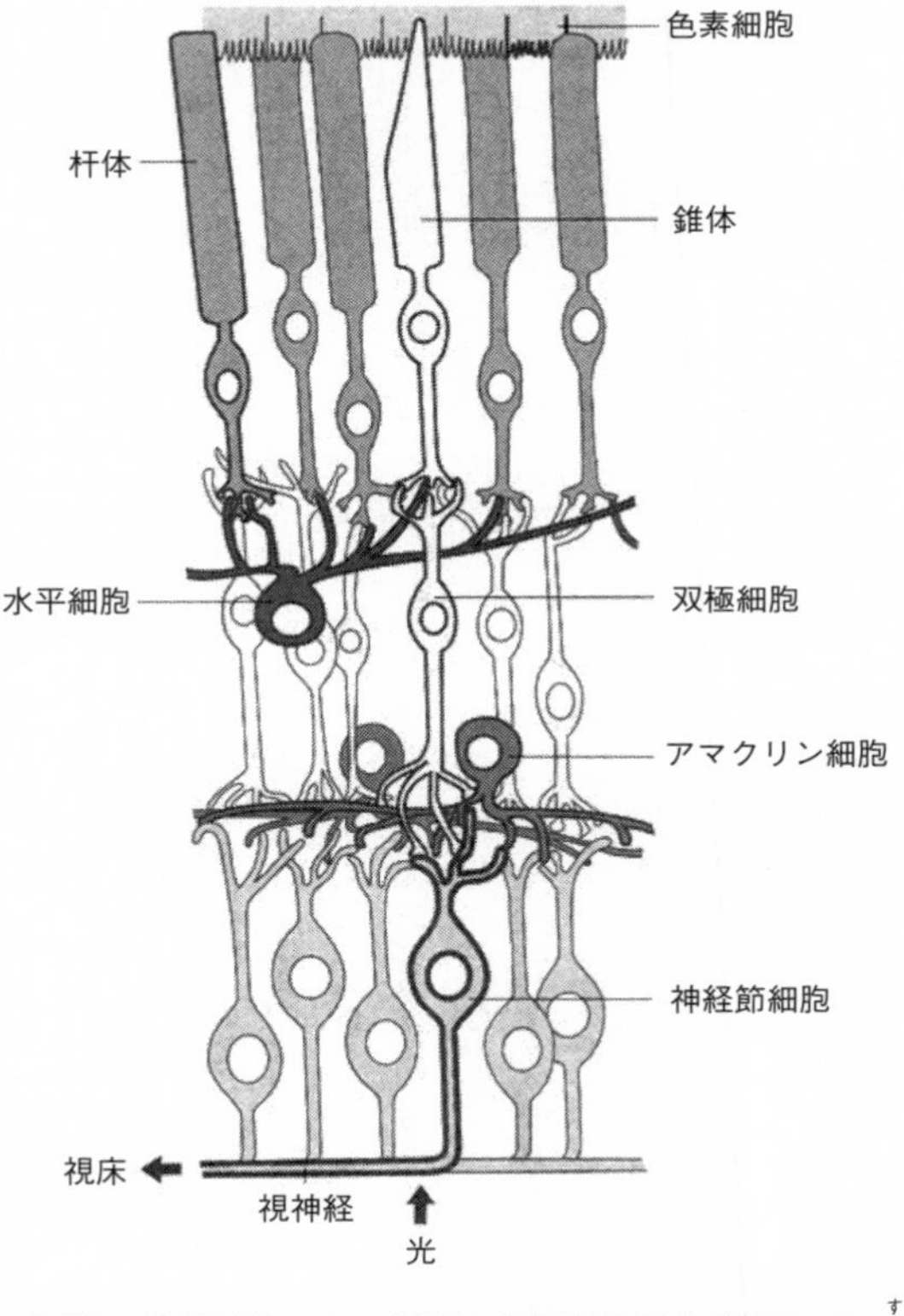

図２　網膜の神経回路。光は網膜の神経細胞層を縦断して、錐体《すいたい》または杆体《かんたい》と呼ばれる光受容細胞で受容され、双極細胞《そうきょくさいぼう》を介して、神経節細胞へと情報が伝達される。神経節細胞は、視《し》床《しょう》の外側膝《がいそくしつ》状体《じょうたい》などの中枢神経系へと情報を送る。なお、水平細胞とアマクリン細胞は、後述する側方抑制《そくほうよくせい》にかかわる抑制性神経細胞で、画像のコントラストを強化することなどにかかわる（参考文献13）。また、色素細胞は光の反射を防ぐ表皮細胞である。

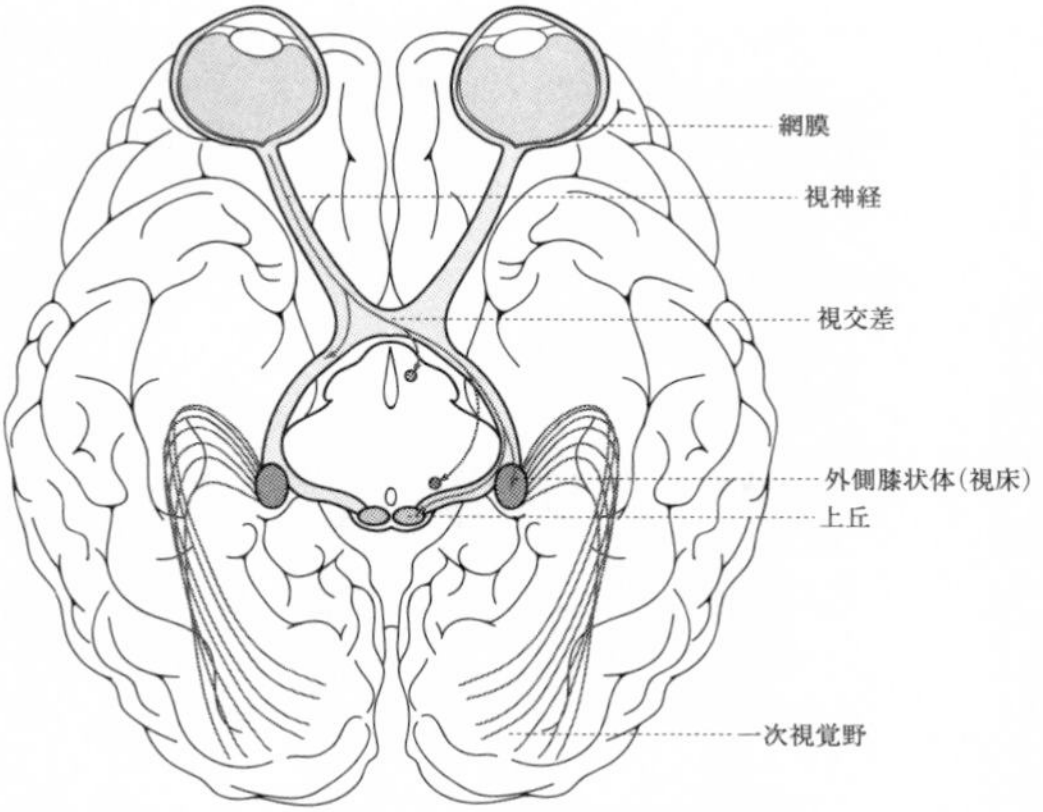

図３　視覚《しかく》系情報伝達経路。網膜の神経節細胞からの出力は、間《かん》脳《のう》の視床《ししょう》にある外側膝状体《がいそくしつじょうたい》と中脳《ちゅうのう》の上丘《じょうきゅう》と呼ばれる領域へ送られる。そして、外側膝状体は大脳皮質《だいのうひしつ》後部にある一次視覚野《いちじしかくや》へと情報を送る（参考文献６）。

ところで、私たちが気づくのは、ある個人であったり赤いリンゴといった食べ物であったりと、特定の事物や概念であろう。しかし、ある個人のみに応答するような神経細胞は見つかっていないので、複数（かなり多数）の神経細胞の組み合わされた活動が特定の概念を**コード**（符号化した情報表現）化していると考えられている（図５）。

なお、神経細胞の情報のコーディングについては、反応選択性がそれほど強くない多数の神経細胞でコード化されているとする**分散コーディング**説と、選択性の強い比較的少数の神経細胞によってコード化されているとする**スパースコーディング**説が考えられてい

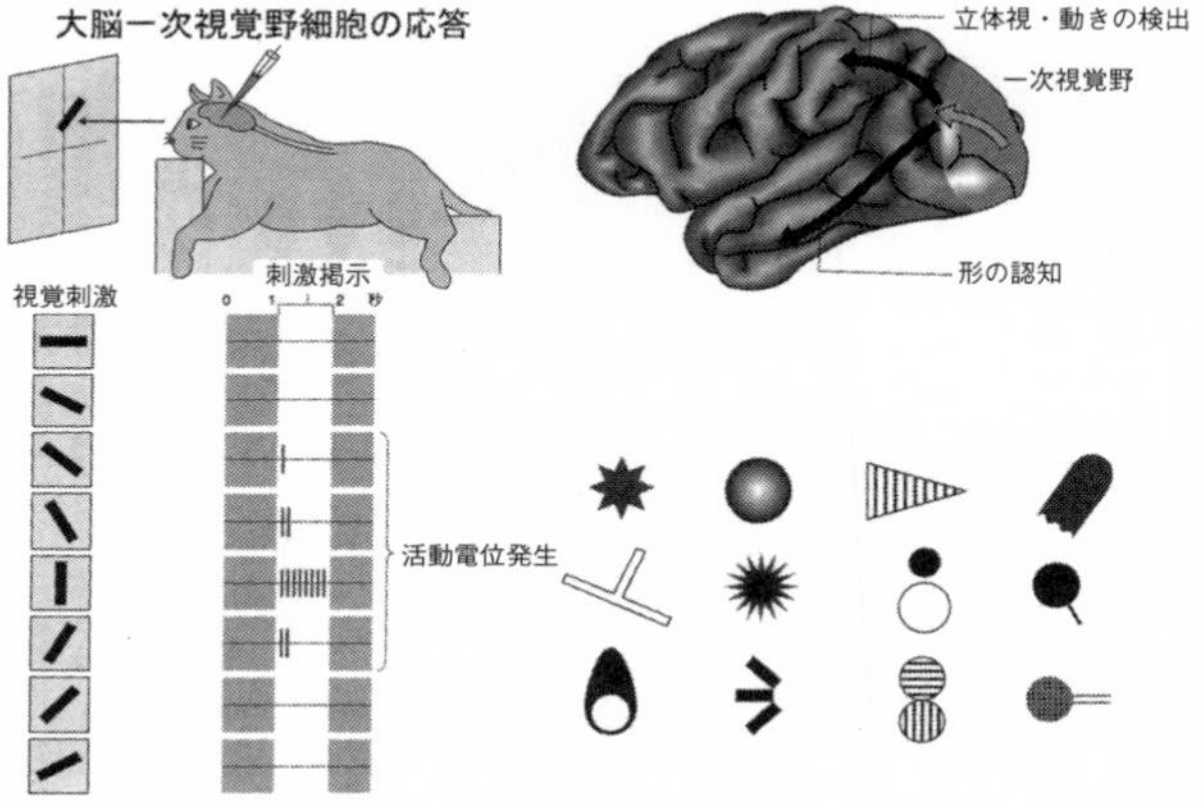

図4　大脳皮質視覚野の神経細胞の応答性。一次視覚野の各神経細胞は、視野の特定の位置にある特定の傾きの線に反応する。左図では、縦線に応答する神経細胞活動例を示している。一次視覚野からは、大脳皮質背側方向と腹側方向へと情報伝達が行われ、背側経路では、物の動きや立体視に関する情報処理が行われ、腹側経路では、形状に関する情報処理が行われる（右上図）。側頭葉《そくとうよう》視覚野の神経細胞は、右下に例示したような複雑な形状の図形に応答する。また、一部の神経細胞は顔に応答する（参考文献13）。

る（参考文献19）。しかしながら、両者の違いは程度の問題のように思われるし、コーディング様式は脳部位によって異なっている可能性が高い。

　視覚を含む感覚入力は上述してきたような神経回路で情報処理されるが、その過程のどこかで知覚される事物・概念が選択されていると考えられ、それがどこなのかが探求されている。また、各感覚情報処理系とは異なる脳部位が知覚対象を選別している可能性もあ

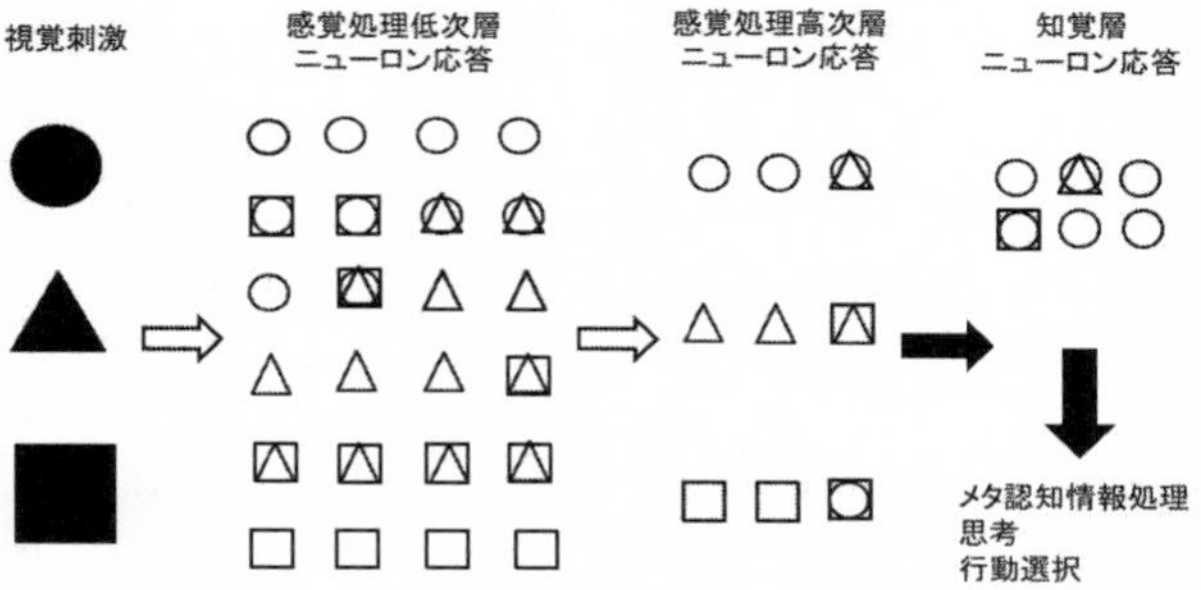

図５　神経回路における感覚情報処理過程を示す模式図。感覚受容細胞やそれに近い低次の神経細胞は、視覚系であれば特定の位置の明暗などの要素的な情報に応答する。より高次の感覚処理系の神経細胞は、図形の形状などよりまとまった概念的な事物に応答する。複数の入力がある場合（視覚系ならば複数の物が見える場合）、各々に対応する神経細胞が同時に応答する。しかし、そうした感覚情報のすべてに気づいているわけではなく、知覚されるのはその一部にすぎず、知覚にかかわる神経細胞集団の活動が存在する。知覚された情報は、思考や行動選択など、さらなる情報処理に使用される。ある事物・概念に応答する高次層の神経細胞は多数であり、また各神経細胞は複数の事物や概念に応答する。さらに、特定の概念が知覚されているときには、その概念と両立し得ない知覚は抑制される。こうした情報処理がどのように神経回路で行われているか、また数多くの感覚情報から一部の知覚情報がどのように選択されるかは、今後解明すべき問題である。さらに、感覚情報処理経路は一方通行ではなく、逆方向の情報の流れもある。

る。以下の節で感覚と知覚の違いがどのようにして生じるかという点に関する視覚系での研究成果を紹介する。

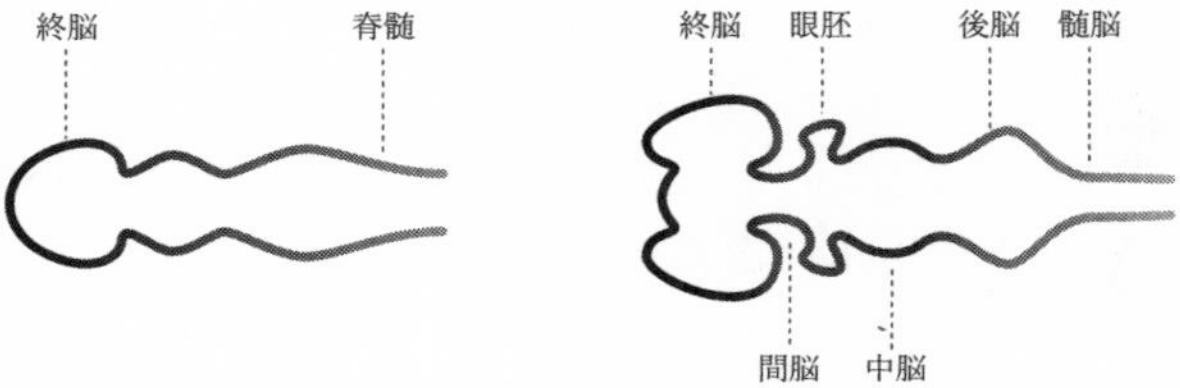

図Ａ－１　中枢神経系の個体発生。神経管に膨らみが生じ、それらが大きくなって中枢神経系が形成される。各膨大部《ぼうだいぶ》が終脳《しゅうのう》・間《かん》脳《のう》・中脳《ちゅうのう》・後脳《こうのう》・髄脳《ずいのう》になる。視《し》床《しょう》となる間脳領域からは側方に突起が伸張し、それが眼球まで伸びていって、先端が網膜となる（参考文献39）。

コラム　A. 脳の構造

人の脳の構造の概要を説明するにあたり、まず脊椎動物の脳が発生過程でどのように形成されるか、そして脳がどのように進化してきたかを説明するのが分かりやすいと思う。脊椎動物《せきついどうぶつ》個体の発生過程において、脳と脊髄《せきずい》は**神経管**《しんけいかん》と呼ばれる管状の構造から形成される。神経管にいくつかの膨らみができ、それが前方から**終脳**《しゅうのう》、**間脳**《かんのう》、**中脳**《ちゅうのう》、**後脳**《こうのう》、**髄脳**《ずいのう》となり、その尾部側で脊髄が形成される（図Ａ－１）。そして、終脳では**大脳皮質**《だいのうひしつ》と**大脳基底核**《だいのうきていかく》、間脳では視床《ししょう》と**視床下部**、中脳では**被蓋**《ひがい》と**視蓋**《しがい》（**上丘**《じょうきゅう》）、後脳では**小脳**《しょうのう》と**橋**《きょう》が形成され、髄脳は**延髄**《えんずい》になる（図Ａ－２）。魚類、両生類、爬虫類、鳥類では、上述した構造が頭部側から尾部へ向かってほぼ一直線状

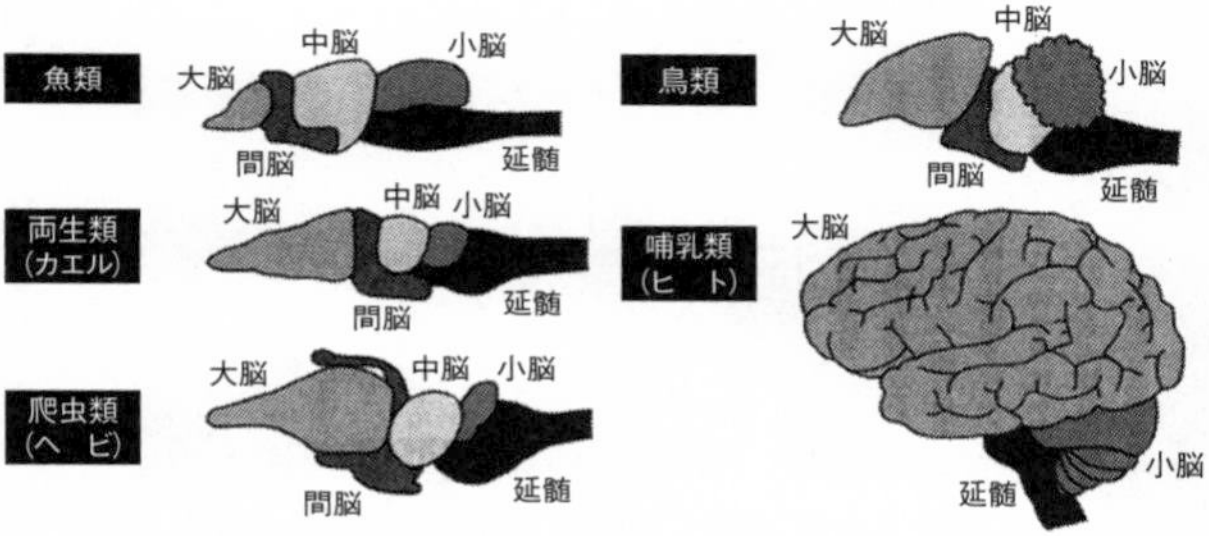

図A－2　脳の進化。魚類・両生類・爬虫類・鳥類・人の脳の模式図。各々で大脳・間脳・中脳・小脳・延髄を示している。人以外では、それらがほぼ一直性状に並ぶが、人では間脳と中脳の外側を、発達した大脳皮質が覆っている。飛翔する鳥類では小脳がよく発達している。また鳥類以下では、中脳が視覚情報処理で大きな役割を担っている（参考文献13）。

に並んでいる。それに対して、人の脳では大脳皮質の発達が著しく、それが間脳や中脳を覆い隠すような形になっている（図A－3、4）。そして、大脳皮質の内側に、大脳基底核、視床、視床下部、上丘などが配置される形になっている。

各部位の主な機能については、延髄は呼吸の制御などの生命の維持機能を担うとともに、頭部や顔の筋肉を制御する。小脳や橋は運動の制御などを担い、視蓋（上丘）は視覚刺激に対する応答の制御などにかかわるが、鳥類以下の脊椎動物では視覚の上位中枢である。視床は視覚や聴覚情報などを感覚器から大脳皮質に送る際の中継部位としてはたらき、視床下部は自律神経系制御の中枢となっている。大脳基底核は大脳

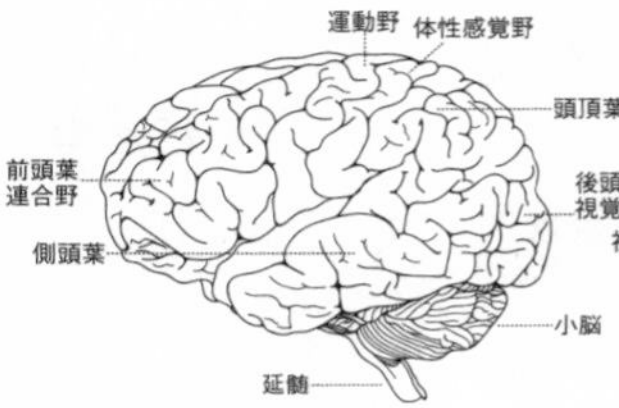

図Ａ－３
人の脳の外側面（参考文献６）

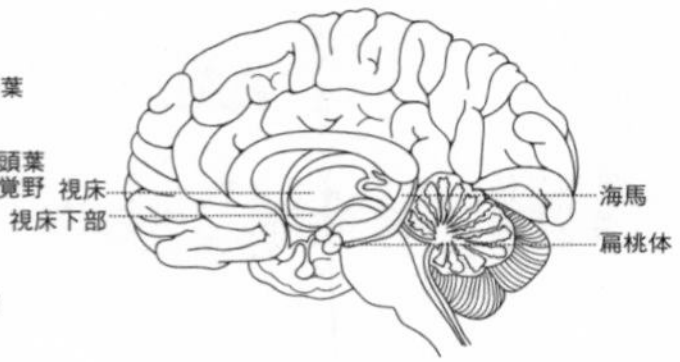

図Ａ－４
人の脳の内側面（参考文献６）

皮質、視床、小脳などと連絡して、運動制御や情動などに関与する。大脳皮質は**前頭葉**、**頭頂葉**、**後頭葉**、**側頭葉**といった表面に出ている部分と、内側に入り込んでいる**帯状《たいじょう》皮質《ひしつ》**などに分けられる。後頭葉には視覚関連部位があり、側頭葉《そくとうよう》には形態視《けいたいし》にかかわる視覚関連領野の他に聴覚中枢もある。頭頂葉後部には体からの触覚刺激を処理する体性感覚野《たいせいかんかくや》があり、その前方には運動指令を出す運動野がある。そして、その前方にはさまざまな感覚入力を統合しての意思決定などの高次機能に関与する前頭葉《ぜんとうよう》がある。そして、内側に回り込んだ帯状皮質は感情などにかかわり、記憶に重要な**海馬《かいば》**や**扁桃《へんとう》体《たい》**へとつながる。

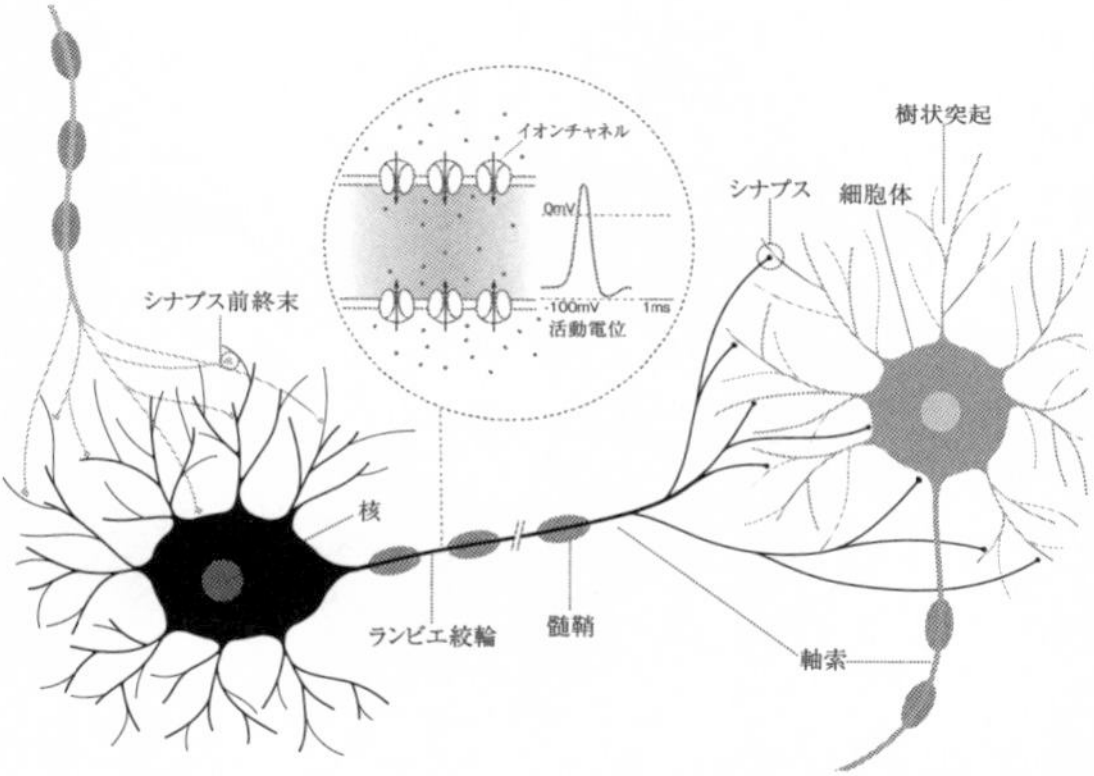

図B－1　神経細胞の模式図。神経細胞は細胞体《さいぼうたい》・樹状突起《じゅじょうとっき》・軸《じく》索《さく》からなる。樹状突起と細胞体でシナプス入力を受け、軸索で活動電位による情報伝導が起こり、軸索末端のシナプス前部から他の神経細胞へと情報を伝達する（参考文献6）。

コラム　B．神経細胞とシナプス

脳の主要構成要素である神経細胞は、**細胞体**《さいぼうたい》、**樹状突起**《じゅじょうとっき》と**軸索**《じくさく》を有する（図B－1）。細胞体は核を含む神経細胞の本体である。樹状突起は細胞体から何本も出る突起であるが、細胞体近傍で何回も枝分かれする短めの突起で、細胞体近傍では太いが先端に向かって細くなっていく。そして、興奮性の神経細胞の樹状突起上には、**棘突起**《きょくとっき》（スパイン）と呼ばれる小突起が多数存在する。軸索は細胞体から一本だけ伸びる太さがほぼ一定の長い突起で、細胞体から

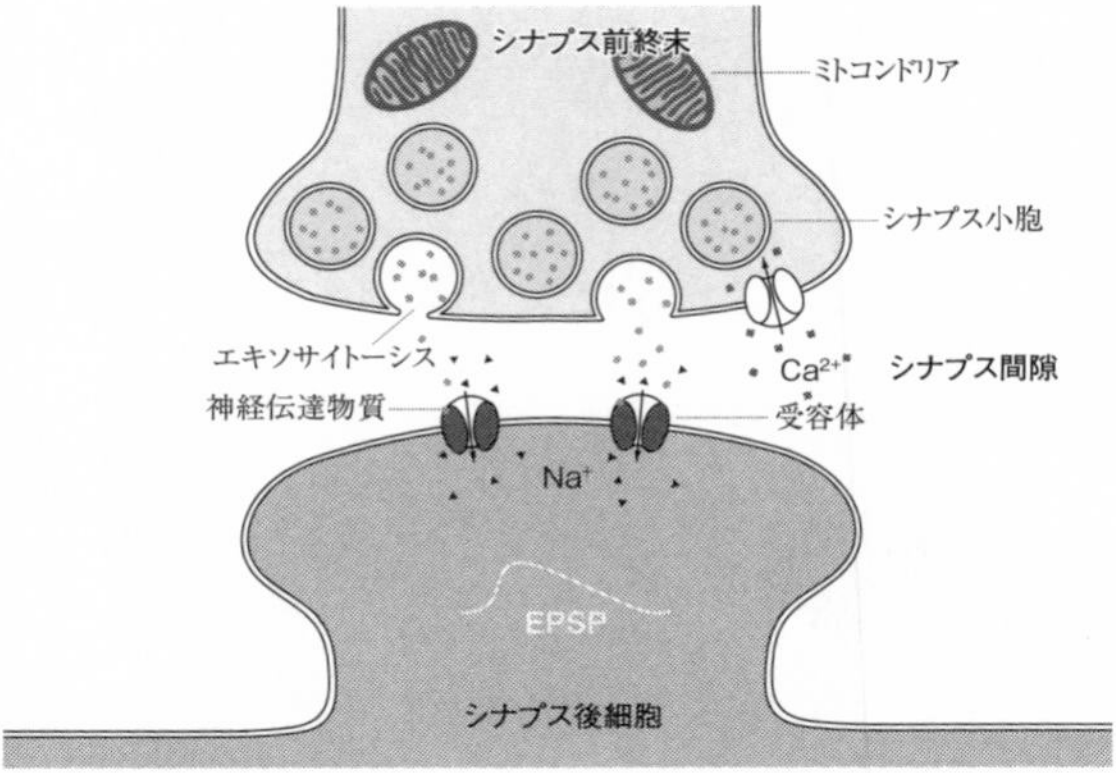

図Ｂ－２　シナプス伝達。シナプス前終末に活動電位が到達すると、カルシウムチャネルからカルシウムイオンが流入し、それが引き金となって、シナプス小胞内の伝達物質がシナプス間隙にむけて開口放出《かいこうほうしゅつ》される。伝達物質は、シナプス後膜上の受容体と結合して、受容体に内在するイオンチャネルを開き、シナプス後部で興奮性シナプス後電位《こうでんい》（ＥＰＳＰ：Excitatory Postsynaptic Potential）または抑制性シナプス後電位（ＩＰＳＰ：Inhibitory Postsynaptic Potential）を引き起こす（参考文献６）。

離れた位置で枝分かれする。細胞体および樹状突起は、神経細胞における情報入力部位である。棘突起を含む樹状突起や細胞体上に、他の神経細胞の軸索が**シナプス**を形成する（図Ｂ－２）。

樹状突起などに形成されるシナプス後部には、神経伝達物質受容体が局在する。一方、軸索は**活動電位**と呼ばれる一過性の電気信号を細胞体から先端へと伝える。細胞内は通常細胞外に対して50

～100ミリボルト負の電位を示すが、その**細胞内電位**が1ミリ秒くらいの間逆転して30ミリボルトくらい正の電位になる現象が活動電位である。軸索先端部はシナプス前部となり、他の神経細胞や筋細胞などにシナプスを形成して、そこに活動電位が到達すると、シナプス小胞中の伝達物質をシナプス後部へ向けて**開口放出**《かいこうほうしゅつ》する（図B－2）。シナプス後部の受容体に伝達物質が結合すると、シナプス後部では細胞内の電位が変化する（**シナプス後電位**《こうでんい》）。シナプス後電位は細胞体で統合され、その入力が十分な大きさに達する（活動電位を発生することのできる値に細胞内電位が達する）と、軸索の起始部で活動電位が発生して、それが軸索終末まで伝わり、次の神経細胞へシナプス出力をする。このように神経細胞は情報伝達を行うことに特化した細胞である。

（2）意識と無意識

上述してきたように、私たちは感覚入力の多くに気づいていないが、体は反射的に応答をしており、それらには自律神経系を介した応答も含まれている。それでは、意識されない感覚入力は人の**随《ずい》意《い》行動**には影響を及ぼさないのであろうか。実は、気づいていない無意識に影響される行動例が数多く知られている（参考文献5）。

皆さんは**サブリミナル効果**をご存じだろうか？　映画などで通常は気づけない程度の短時間だけある画像を挿入すると、それが行動に影響を及ぼすという効果である。例えば、映画の一コマにある飲み物や食物の画像を入れると、映画を観ている最中はその一コマに気づかないものの、それでもなんとなくそれらを飲みたくなったり食べたくなったりする現象である。この効果については疑義がついたこともあるが、こうしたサブリミナル効果を狙った広告の放送は禁じられている。

また、**画《が》像《ぞう》記《き》憶《おく》**という現象が知られている。画像記憶は見た光景をそのまま画像として記憶してしまう能力を指す。私にはこの能力がほとんどないが、画像記憶力を持っていたという知人がいる。彼によれば、試験前に教科書を見ておくと（読むのではなく）、記載内容は理解できていなくても、画像自体を想起できるというのである。試験中に、あるページの文章や図が画像として浮かび上がるので、そこに記載されていたことを解答できるという。ただし、記載内容は必ずしも十分理解できていないために、思い起こした画像で文章を冒頭から読み直さないと正答にたどり着けないということだった。ここで記憶された画像情報は、無意識（気づいていない状況）で脳内に残り、それが後に「意識」された形で利用されたと考えられる。

知覚されていない感覚情報や記憶が行動に影響を及ぼす例は他にもある。それでは、「意識」することの意味やメリットは何であり、なぜ「第二の気づく意識」が存在するのだろうか？　こうした疑問については、「第二の気づく意識」や「第三の内省する意識」の実体について理解を深めたうえで改めて論じたい。

（3）錯視

私たちの視覚は入力されたありのままを知覚しているのではない。言い換えると、外界のさまざまな箇所からの物理的な光入力の強度をそのまま反映した形で、視覚像を知覚しているのではない。以下に具体例を示しながら説明する。

視覚系では明暗の**コントラスト**を増強する仕組みがある。図6を見てほしい。左図では、中

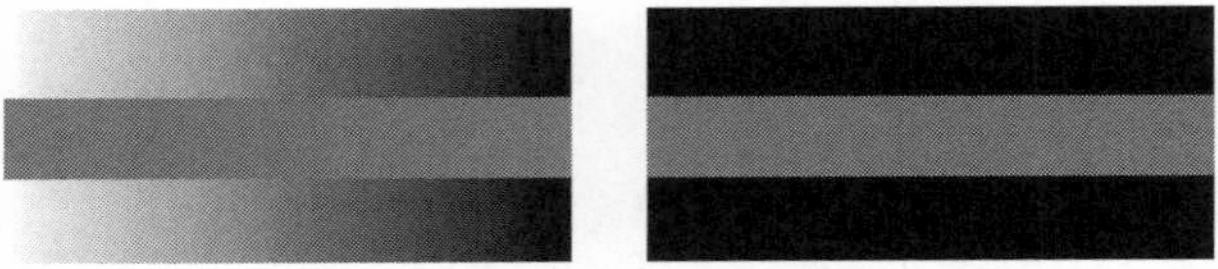

図6　コントラスト増強。左図の中段の灰色は左側が暗く右側が明るく見えると思う。しかし、実際には右図中段と同じ均一の明度である。左図中段の明度が左右で異なって見えるのは、上下段の明度が均一でないことの影響によるものであり、左図で上下段を隠せば、中段の明度は均一であることが分かるはずだ。このようなコントラストを増強するしくみが、視覚情報処理神経回路に内在している（参考文献6）。

段の灰色は左側が暗く右側は明るく見えると思うが、実は中段の灰色の明るさは右図と同様に均一である。左右で明るさが違って見えたのは、上下段については左側が明るく右側が暗かったためである。コントラストを強めるような神経回路のはたらきにより、左図では中段の明度が上下段の明度と逆方向に修飾されたのである。神経回路で起こる**側方抑制**《そくほうよくせい》によって、こうした感覚情報のコントラスト増強が起こることが分かっている（図7）。側方抑制は、同種の情報を並列して伝達する際に、各情報経路がそれに隣接する情報の伝達を抑えるしくみである。隣を抑えてしまえば、自ら伝える情報の強さと隣が伝える情報の強さの差が大きくなって、コントラストが高まるのである。側方抑制には、神経細胞の活動を抑えるようなシナプス出力を行う抑制性の神経細胞がかかわる。実は、神経細胞にはシナプス出力先の神経細胞の活動を上昇させる**興奮性神経細**

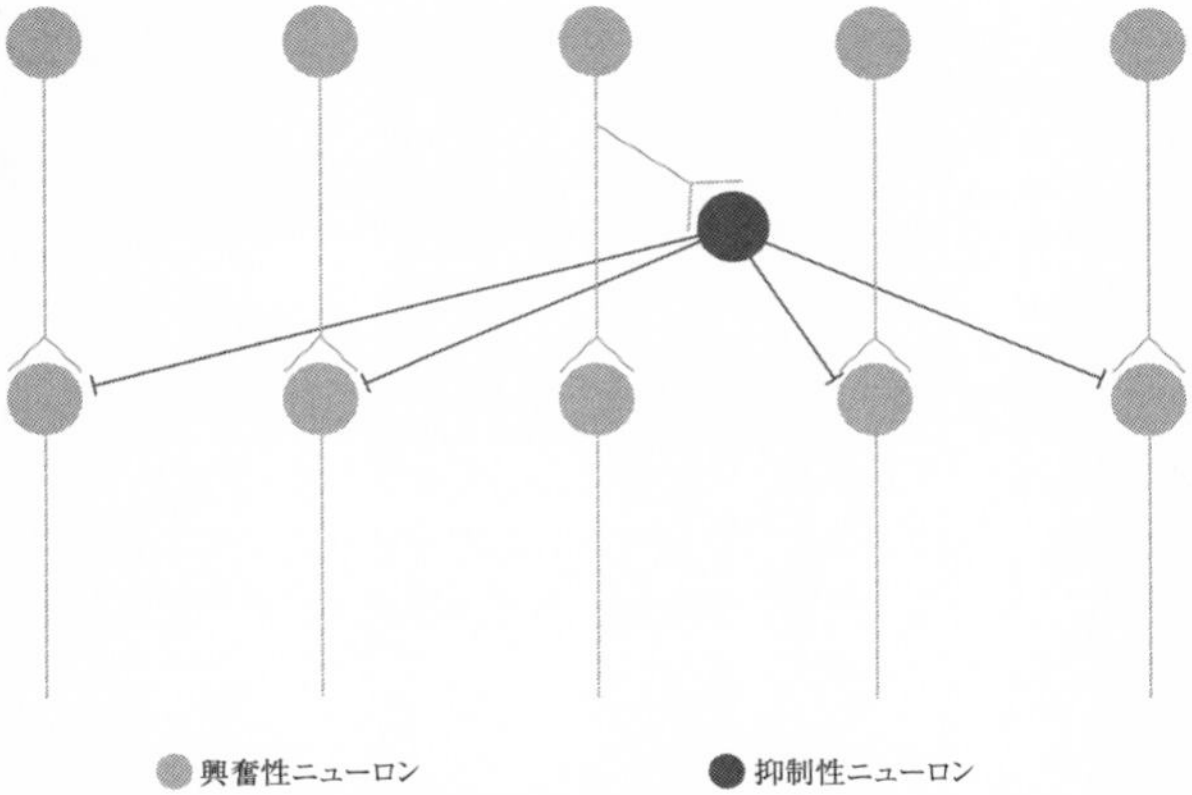

図７　側方抑制《そくほうよくせい》神経回路。興奮性の情報伝達経路が並列しているような神経経路で、自身の出力が周囲を抑制する神経細胞にも出力しているような時に、側方抑制が起こり、コントラスト増強が起こる（参考文献６）。

胞の他に、次の神経細胞の活動を抑える**抑制性神経細胞**があり、興奮性と抑制性のシナプスでは、情報伝達を担う神経伝達物質が各々**グルタミン酸**と**γアミノ酪酸（GABA）**（コラムC参照）と異なっている。

コラム　C．神経細胞の活動とそれをささえる分子

コラムBで神経細胞とシナプスの構造と機能を簡単に説明し、神経細胞の役割は樹状突起および細胞体上のシナプス後部で情報を受け取り、軸索での活動電位伝播により同一神経細胞内で情報を伝えて、軸索終末のシナプスにおいて、神経伝達物質を放出して情報出力をすることだと説明した。そうした活動は、神経細胞内および神経細胞膜に局在するさまざまな**タンパク質**分子のはたらきにより可能となっている。

軸索《じくさく》での情報伝導には活動電位の発生が重要であるが、この電位変化は細胞膜を横切るナトリウムイオンやカリウムイオンの移動により引き起こされている。神経細胞内は細胞外（血中）と比較してナトリウムイオン濃度が低く、カリウムイオン濃度が高くなっているが、そうしたイオン選択的な**濃《のう》度《ど》勾配《こうばい》**は、ナトリウムポンプと呼ばれる細胞膜上に存在するタンパク質により作られている。ナトリウムポンプは、多くのエネルギーを用い（脳の使用エネルギーの1／3程度）、神経細胞内のナトリウムイオンをくみ出すとともに、細胞内にカリウムイオンを蓄積している。そのうえで、活動電位が発生する時は、ナトリウムイオンのみを選択的に通すナトリウムチャネルと呼ばれるタンパク質を活性化して、

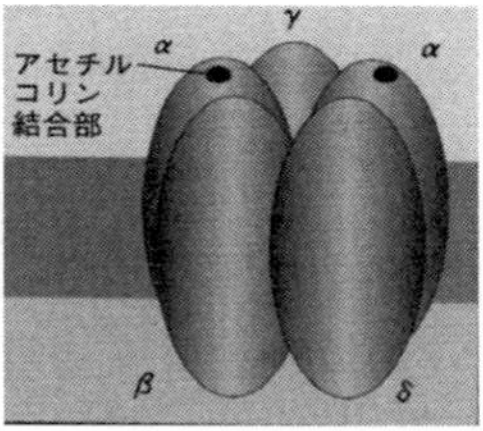

図C－1　アセチルコリン受容体チャネル構造の模式図（参考文献13）。

正の電荷をもつナトリウムイオンを流入させることにより、活動電位（図B－1）を発生させている。イオンの細胞内外での出入りを制御する**イオンポンプ**や**イオンチャネル**は、神経細胞活動を支える重要なタンパク質分子である。

シナプス後部では、神経伝達物質が細胞膜上のタンパク質である受容体と結合し、受容体に内在するイオンチャネル（図C－1）が開き、イオンの移動が起こって電位変化（シナプス後電位《こうでんい》）が生じる。神経細胞間での興奮性シナプス伝達では、主に**グルタミン酸**（図C－2）が受容体に結合して、チャネルが開いてナトリウムイオンが流入することにより、細胞内電位が正の方向に変化する（図B－2）。一方、抑制性シナプスでは、主に**GABA**（図C－2）が受容体に結合することによって、負の電位を持つ塩化物イオンが流入し、細胞内電位がより負に変化する。脊髄に細胞体が存在する運動神経細胞は、筋細胞にシナプスを形成して情報伝達を行い、筋肉の収縮を引き起こす。そこでは**アセチルコリン**と呼ばれ

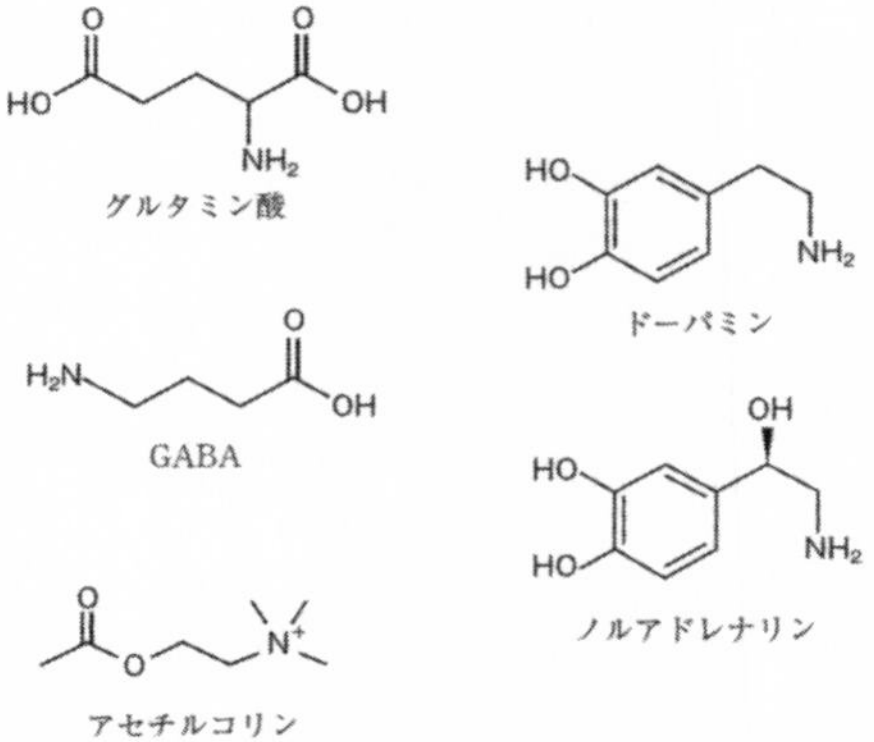

図Ｃ－２　神経伝達物質。低分子神経伝達物質であるグルタミン酸、ＧＡＢＡ、アセチルコリン、ドーパミン、ノルアドレナリンの構造を示す（参考文献６）。

る低分子（図Ｃ－２）が伝達物質としてはたらく。アセチルコリンが受容体と結合するとナトリウムイオンの流入が起こり、細胞内電位が正の方向に変化して活動電位が引き起こされ、それが引き金となって筋細胞が収縮する。なお、アセチルコリンは受容体と結合した後で、アセチルコリンエステラーゼという酵素で分解される。また、グルタミン酸やＧＡＢＡは受容体に結合した後は、細胞内にすみやかに取り込まれて、細胞外での作用は一時的なものとなっている。このような伝達物質の取り込みや分解にかかわるタンパク質もシナプス機能制御において重要である。

シナプス前部においては、活動電位到達後すみやかにシナプス小胞内に蓄積された伝達物質の開口放出が起こるが（図B－2）、この開口放出の制御やシナプス小胞の形成などにかかわるタンパク質群がシナプス前部に局在し、それらも神経細胞活動に大変重要である。活動電位がシナプス前部に到達すると、そこではカルシウムチャネルが開き、細胞内にカルシウムイオンが流入する。そして、流入したカルシウムイオンが、シナプス小胞膜に局在するシナプトタグミンと呼ばれるタンパク質と結合することが引き金となり、小胞の膜と細胞の膜の融合が起こり、小胞内に蓄積された伝達物質の放出が引き起こされる。この開口放出にもいくつものタンパク質の協調的なはたらきが必要とされている。また、シナプス小胞膜上には、伝達物質を小胞内に蓄積するはたらきをする分子なども局在している。

　シナプスは、シナプス前部と後部の細胞膜が20ナノメートルくらいの隙間を挟んで近接する特徴的な構造であり、そこには上述したようなさまざまなタンパク質が局在している。こうした複雑な構造の形成と維持にも、シナプス前後部膜上の複数種のタンパク質分子が関与することが分かってきている。また、そもそも神経細胞は樹状突起や軸索という特徴的な突起構造を有するが、そうした構造の形成には、**細胞骨格**《さいぼうこっかく》と呼ばれる複数種のタンパク質複合体が関与しており、細胞骨格はシナプス構造の維持にもかかわっている。

以上述べてきたように、神経細胞の構造と機能の発現と維持には、多種多様なタンパク質分子が関与しているが、これらの分子は、さまざまな毒物や薬のターゲットとなっている。例えば、フグ毒のテトロドトキシンは、ナトリウムチャネルの選択的な阻害剤であって活動電位の発生を妨げる。ヘビの毒にはアセチルコリン受容体を阻害する物があり、クモの毒にはグルタミン酸受容体の阻害剤がある。そして、化学兵器のサリンやＶＸガスは、アセチルコリン分解酵素のアセチルコリンエステラーゼの阻害剤である。また、破傷風《はしょうふう》毒素やボツリヌス菌毒素は、シナプス前部からの神経伝達物質の開口放出を阻害する。一方で、ＧＡＢＡ受容体のはたらきを促進する薬剤には、睡眠導入剤や鎮静《ちんせい》剤として用いられるものがある。また、アミンであるドーパミンやセロトニンのはたらきに影響を与える薬剤は、パーキンソン病、統合失調症、うつ病などの治療薬として用いられることがある。モルヒネは痛覚の情報伝達を抑えるはたらきを示し、鎮痛《ちんつう》剤として用いられるが、不適切な使用による薬物依存症を誘発するリスクがある。その他、脳内報酬系ではたらくドーパミン系への作用薬は中毒性薬物ともなる。

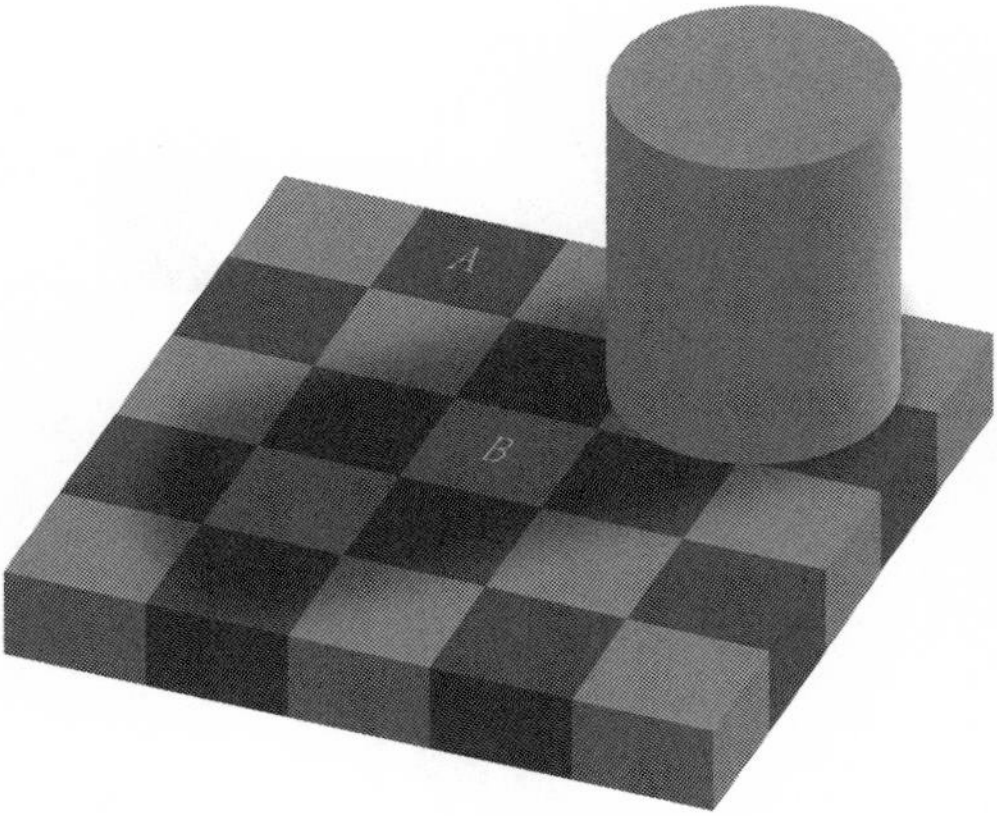

図8　色（明度）の恒常性。図のＡとＢでは、Ｂが明るく見えると思うが、実は物理的な明度はＡとＢで同じである。Ａ、Ｂの周囲を隠すか、Ａと同じ明るさの別紙を用意し、それをＢの横に持って行けば、Ａ、Ｂの明度が同じだと分かるはずである。Ｂが明るいと思うのはＢが右にある円柱の影の中にあると、脳が自動的に認識してしまうためである（https://www.hisour.com/ja/color-constancy-23894/を改変）。

色の恒常性という知覚現象も知られている。今度は図8を見てほしい。この図でＡの四角とＢの四角では、Ａが暗く見えることと思う。しかし、実はＡとＢの物理的な明るさは同じである。Ｂが明るく見えたのは、Ｂが円柱の陰にあたる部分に位置していることで、Ｂでは本来暗く見えるはずであるという、外界についての脳の解釈に影響された情報処理がなされたためである。視覚系では、こうした周囲の状況についての経験に基づく解釈とつじつまを合わせるよ

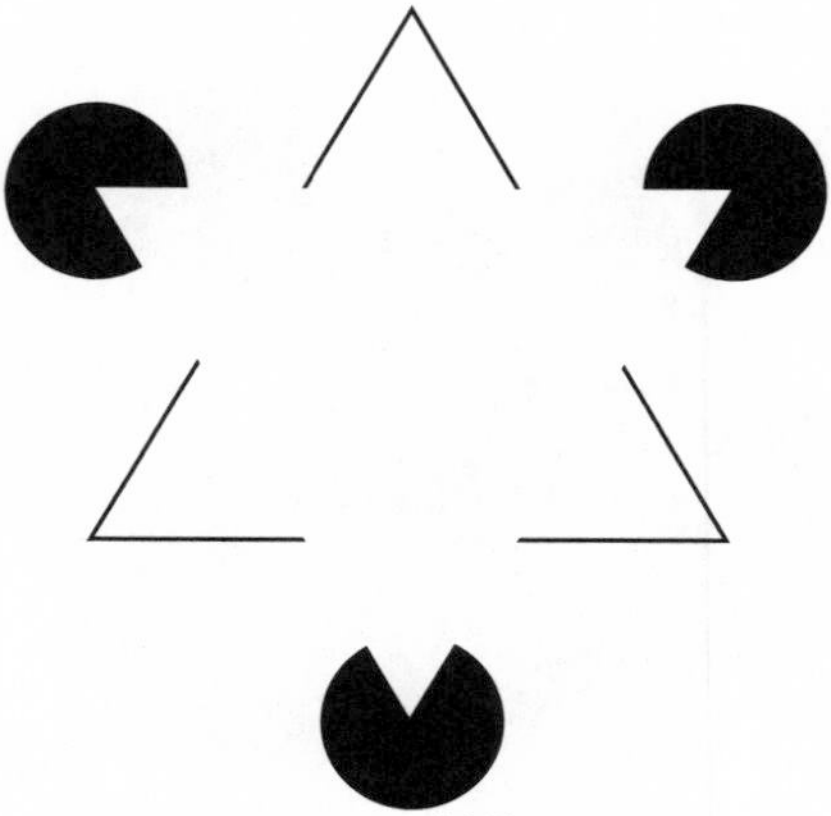

図９　カニッツアの三角形と空間充填《じゅうてん》。この図では中央に白色下向きの正三角形が存在するように見えると思う。実際には三角形は存在しないが、下と左右の円および上向きの三角形の切れ目部分が見えない三角形に覆われていると解釈可能であり、脳はそうした解釈を自動的に行って、空白領域の図形をつなげてしまうような作用をする（参考文献６）。

うな修飾を行ったうえで知覚を生じさせている。

周囲の状況が知覚に影響する例として、空白領域の**充填**《じゅうてん》という現象も知られている。今度は図9を見てほしい。この図はカニッツアの三角形と呼ばれる図形である。中央に下向き白色の三角形が見えるのではないだろうか？　しかし、実際には三角形など存在していない。三角形があるように感じるのは、各円に楔形の切れ込みがあり、その切れ目が他の円の切れ込みと一直線上に並び、その架空の線が円の間にある直線部分の末端とも一致しているために、下向き白の三角形が円と上向き黒枠の三角形の上に乗っていると解釈すると、つじつまが合うためである。周囲の像とつじつまが合うように実際には存在しない物をあるように知覚することが起こる。また私たちの網膜には、神経節細胞が脳（視床）に情報を送る軸索束が集るために光受容細胞が存在しない部位があり、**盲点**《もうてん》と呼ばれている。その位置に対応する視野部位は見えていないはずである。しかし、私たちは通常の生活で盲点の存在に気づかない。これは、盲点部分の視覚像を充填してしまうような情報処理が脳内で行われているためである。見えないはずのものを見てしまっている（知覚している）のである。「百聞は一見に如かず」と言われるが、視覚も物理的な光刺激強度をそのまま反映しているのではないという点で客観的ではない。知覚は外界の状況には依存するが、一方で脳が作り出した**表象**《ひょうしょう》（心に思い浮かぶ記憶された外的対象像）でもある。

（4）多義図形

二つの見方をできる図形または画像が知られている。図10に例を示す。Aはルービンの壺と呼ばれる有名な画像である。中央に複雑な形の壺が見てとれると思うが、壺部分を挟む形で二人の人の顔が向かい合っている絵と見ることもできる。この画像を見た時に、顔に着目すれば

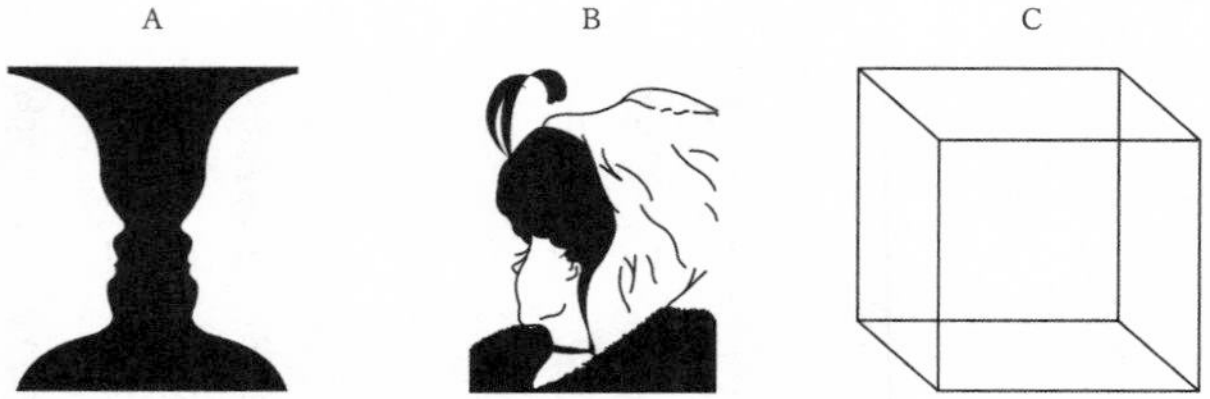

図10　多義図形。Aはルービンの壺と呼ばれる図形で、中央に壺があるように見えるが、二人の人が向きあっているようにも見え、両者を同時に知覚することはできない。Bは向こうを向いた若い女性と老婆の横顔という二つの見方ができるが、同時に両者を知覚することはない。Cでは、右下の正方形が前方にある直方体と、後方に位置する直方体の二つの見方ができるが、両者を同時に知覚できない。（参考文献20）

壺は知覚できなくなり、逆に壺に注目すれば顔は背景となり、顔と知覚できなくなると言われている。次にBを見てほしい。この絵では、若い女性が向こう側を見ているように見えると思う。しかし、その女性のあごの部分を鼻と見なし、若い女性の首に着けたネックレスを口と見なすと、この画像は老女に見えると思うが、いかがだろうか？そして、若い女性と老女を同時に知覚することはできないと思う。次にCの直方体の見取り図を見てほしい。右前方の正方形を前と見るか後ろと見るかで、二通りの直方体を見ることができると思うが、両者を同時に知覚することはない。同じ視覚入力を受けても異なる知覚が生じることがあり、それら知覚像は両立しないのである。気づくことである知覚は、感覚情報の高次処理によってもたらされ、一義的に定められる。

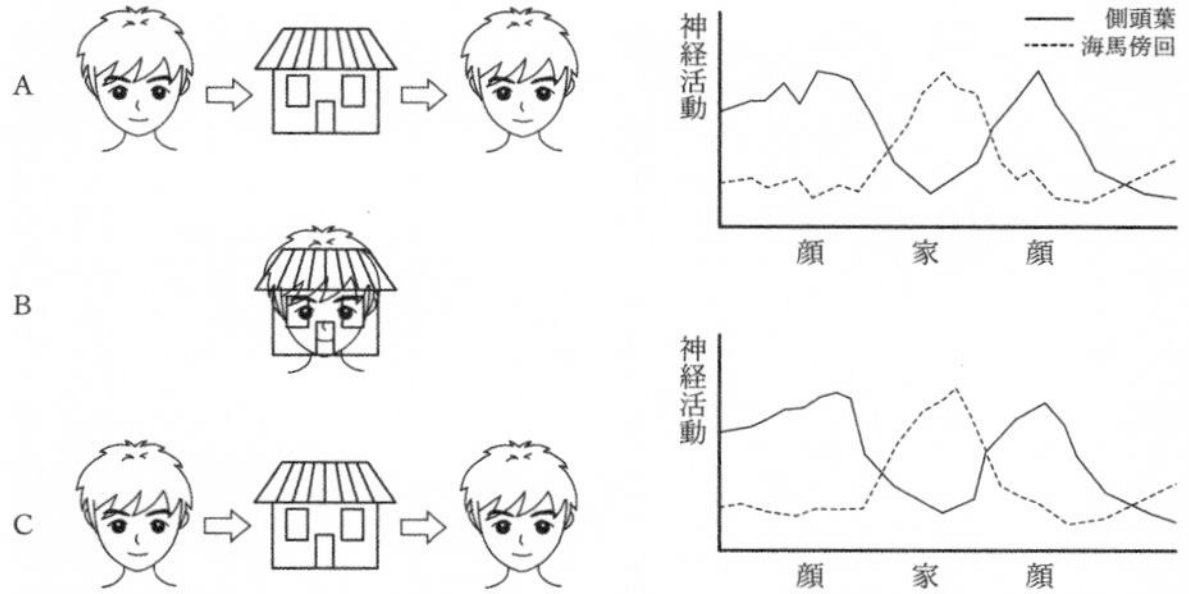

図11　重なった図形の認知に関与する脳領域。（A）人の顔と建物の図を交互に見せると、顔を提示した時は側頭葉《そくとうよう》視覚野《しかくや》で、建物を提示した時は海馬《かいば》傍回《ぼうかい》で、各々活動が上昇することをｆＭＲＩで検出した（右のグラフ）。（B）顔と建物が重なった像を提示して、（C）被験者がいずれかを知覚した時の脳活動を調べると、顔の知覚時には側頭葉の活動が上昇し、建物知覚時は海馬傍回が活動上昇を示した（右のグラフ、被験者は顔、建物、顔の順番で知覚した）。（参考文献20を改変）。この実験から、知覚には感覚情報の受け入れと処理を担う領域よりも高次の脳領域が関与することが示唆される。

近年、人の脳活動は**ｆＭＲＩ（Functional Magnetic Resonance Imaging、機能的核《かく》磁《じ》気《き》共鳴《きょうめい》画像取得法）**という手法により、**非《ひ》侵襲《しんしゅう》的**に計測できるようになっている。ｆＭＲＩでは、脳活動亢進に伴う局所での酸素消費量の増加（血流増加）を画像化することができる。神経活動を直接観測するのではないため、時間的空間的解像度は１秒１ミリメートル程度と限定されるが、さまざまな状況で活動が変化する脳領域を特定することができる。ちなみに、神経細胞本体部分（細胞体）の大きさは０・０１から０・１ミリメートル程度であり、また神経細胞の１回の活動（**活動電位**《かつどうでんい》と呼ばれる一過性の電気信号）は１ミリ秒程度である。このｆＭＲＩを用いて、二つの異なる画像、例えば人の顔と建物の像を両者が重なって見える形で被験者に提示して、そのときの脳活動を調べる実験が行われた（図11、参考文献20）。そうしたところ、顔によく反応する大脳皮質高次視覚領域と建物や場所に反応する脳領域各々の活動が、顔に注目した時と建物に注目した時の各々で高まり、もう一方の領域の活動は低下することが分かった。

こうした実験から、同じ感覚入力を受けても、そこから何を知覚するかによって、高次の脳領域の活動が変化することが分かる。また、両立しえない知覚間では、お互いに他方の知覚を抑えるようなはたらきがあることも示された。側方抑制によって感覚情報処理過程でコントラスト増強が起こることは先述したが、より高次の知覚のレベルでも、その処理を行う神経回路で側方抑制がはたらくと考えられる。なお、初期の感覚情報処理過程の側方抑制は、隣接する神経細胞間など比較的小さな神経細胞群単位で起こるが、知覚の側方抑制は脳領域間などより大きな神経回路単位で起こると思われる。

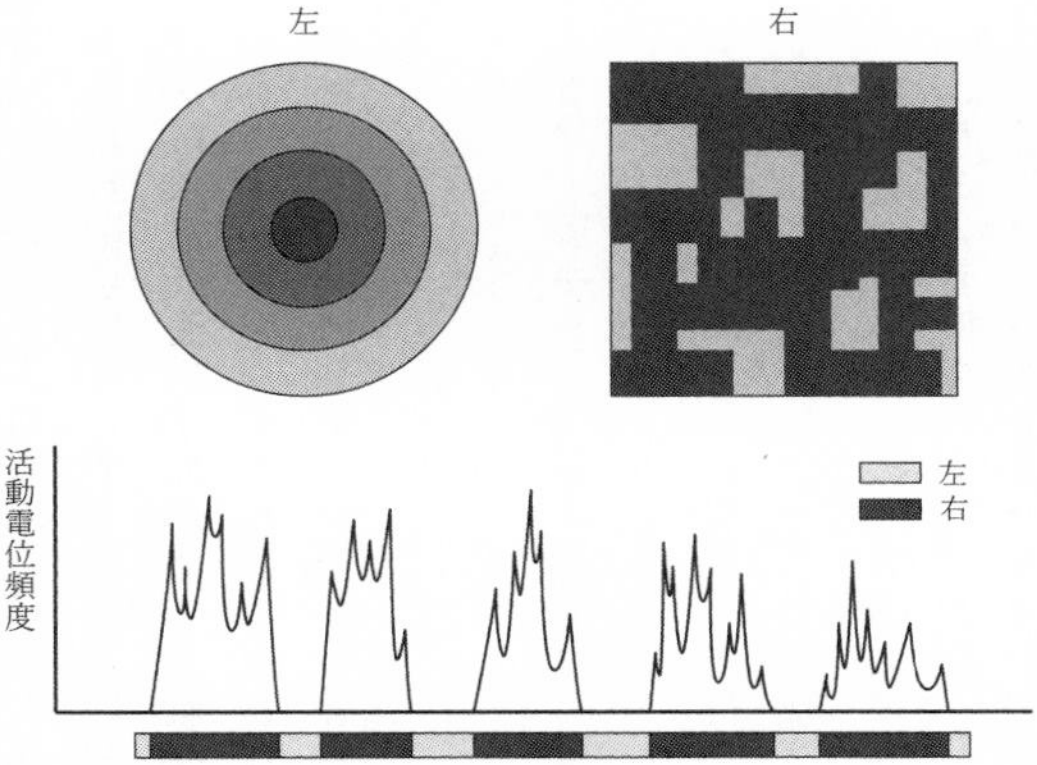

図12　両眼視《りょうがんし》野《や》闘争《とうそう》。人もサルも両目に異なる画像を同時に提示すると（上図）、あるときは右の像を、別のタイミングでは左の像を知覚し、その知覚はランダムに入れ替わる。専用の機器を用意して、サルの左右の目に異なる画像を提示して、いずれかの図形（ここでは右側の図形）を知覚した時にバーを押せば餌を与えるようにして、物体の形状知覚に関与する側頭葉視《そくとうようし》覚野《かくや》に存在する神経細胞活動を記録する。そうしたところ、バー押し時に選択的に活動する神経細胞が見つかった（下図）（参考文献20を改変）。こうした結果から、視覚入力自体ではなく、特定の図形の知覚に関与する神経細胞が高次視覚野に存在することが分かった。

(5) 両眼視野闘争

専用の実験機器を用いて、被験者の左右の目各々に異なる画像を同時に見せることができる。そうした時、被験者は各時々で片方の画像のみを知覚することになり、知覚する画像は適宜入れ替わる(図12)。この現象は**両《りょう》眼《がん》視《し》野《や》闘《とう》争《そう》**と呼ばれる。この場合も、多義図形のケースと同様に、知覚が感覚入力をそのまま反映するのではなく、一部の感覚入力の側方抑制が起こっている。

両眼視野闘争に際しても、知覚の変化に応じて神経活動が変化する。ロゴセシスらは、サルを用いて両眼視野闘争時の単一神経細胞記録実験を行い、一方の画像の知覚に応答する神経細胞が存在することを報告した（参考文献20）。この結果も、外界からの刺激を感覚情報処理する脳神経系の上位部位に、一部の感覚情報に気づいて知覚することに関与するはたらきがあることを示している。

（6）アテンショナルブリンク

アテンショナルブリンクは、先行した感覚入力がその短時間後の感覚入力の知覚を妨げる現象である（参考文献40）。多くの画像を短時間で切り替えて提示できる画面を用いて、被験者に意味のない画像をいくつか続けて提示した後で、短い時間だけ顔または建物の画像を提示し、その後はまた意味のない画像を提示し続け、顔または建物の画像を知覚できたか否かを問う。また、意味のない画像をいくつか提示してから、顔の画像を提示し、その後また意味のない画像の提示を行い、その間に建物の画像を短時間提示して、建物の画像を知覚できたかを問う。

そうすると、単独の建物画像提示の際よりも、顔画像と建物画像両者を提示したときの方で、建物画像を知覚している割合が低下する。この現象がアテンショナルブリンクであり、先行する知覚または他の物への注意により、その後の知覚が妨げられている。アテンショナルブリンクも、知覚が感覚情報を一律に扱っていないことを示している。そして、知覚抑制のはたらきは空間的のみではなく、時間的にもはたらくことが分かる。

（7）クオリア

私たちが感覚入力に気づき知覚する際に、主観的な体験が生じる。それは、好ましく感じる人の姿であったり、心を落ち着かせたり奮い立たせる音楽であったり、食べ物のたまらなくなるようなおいしさであったり、身も凍るような寒さであったり、強い痛みだったりする。こうした主観的な体験をクオリア（質感）と呼ぶ（参考文献4）。これまで述べてきたように、各知覚には特有の神経活動が関係していることから、クオリアも脳・神経活動に関連して生じているはずである。しかしながら、神経活動から主観的体験であるクオリアがいかに生じるかは、解決が困難なハードプロブラムとなる。それは、デカルトが主張したように、主観は厳密には各個々人に固有のものであり、クオリアを感じるのは主観的な自己でしかなく、他者のクオリ

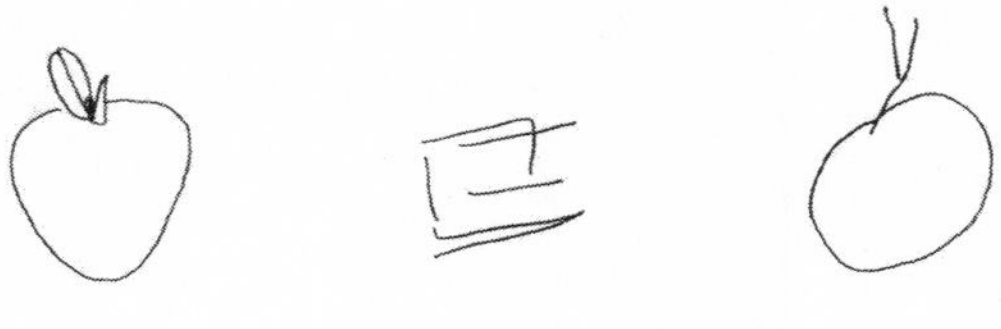

図13　視覚失認《しかくしつにん》。ある視覚失認患者に左の絵を提示してその模写を依頼すると、中央のような何だかよく分からない絵を描いた。しかし、この患者に記憶に基づいてリンゴの絵を描いてもらうと、右図のようにリンゴと分かる絵が描かれた（参考文献２）。

アは厳密には自らを省みて推測できるだけだからだ。そこで、主観的な自己と、客観的な物理化学法則に従う脳・神経系の機能が併存すると考える二元論が生まれたのだが、クオリアは神経活動に依存している。この議論は堂々巡りのようになっており、そこがハードプロブラムということになる。

知覚あるいはクオリアが感覚より上位の高次神経活動に関連することを説明してきたが、クオリアは人によって異なり、クオリアだけの別世界が独立に存在しているのではないことをもう少し論じる。色覚《しきかく》に何らかの障害を有する人が、男性では数%から10%程度存在することが報告されている。赤色を知覚しにくくなる色覚障害が知られており、こうした障害を有する人は、赤いリンゴを見たときに障害のない人とはかなり異なるクオリアを体験するはずである。

また、リンゴや本の絵を見ても、それらをそれらし

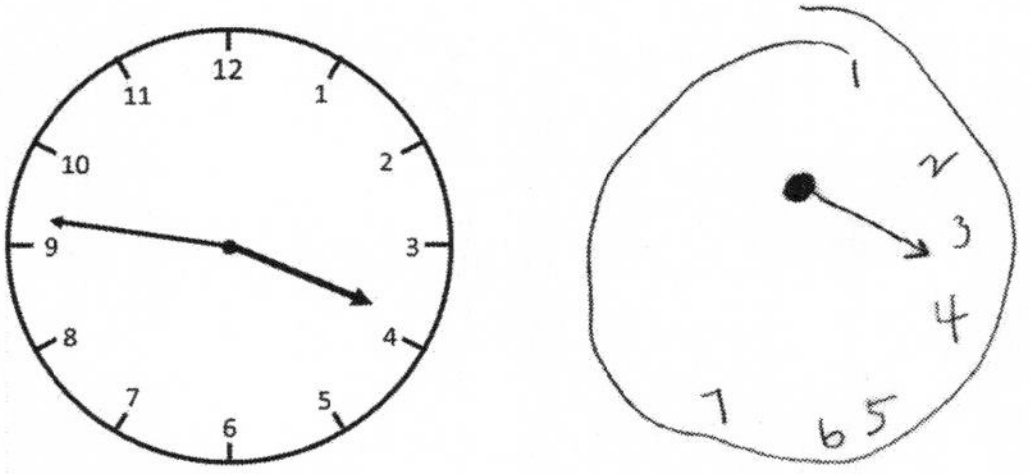

図14　半側空間無視《はんそくくうかんむし》。片側頭頂葉《へんそくとうちょうよう》損傷患者が左絵を模写して描いた絵を右に示す。左絵の右側のみが描かれている（参考文献36）。

く模写することができない**視覚失認**《しかくしつにん》という障害も知られている（図13）。なお、この障害では以前の記憶に基づいてリンゴや本を描くことができることが報告されている。この場合、リンゴや本という概念が脳内に記憶されているが、その実物の視覚入力があっても、それを正常に知覚して、記憶された概念と関連づけることができなくなっていると考えられる。外界からの入力に対応する感覚と気づく知覚の違いはすでに説明したが、知覚より上位の概念として、気づいた事物が何であるかを判断する**認知**《にんち》がある。視覚失認は認知の障害になる。私には、視覚失認の人が見た外界の像のクオリアがどのようになっているのかは想像しがたいが、障害のない人のクオリアとは異なっていることは間違いなかろう。

　また、視野の右または左側のみしか知覚できないような障害の存在も知られている（図14）。これらの知覚障害は、感覚器または神経系の物理化学的な問題に依存しており、クオリアが客観的物理化学法則に従う神経回路内の現象により生じていることを示している。ハードプロブラムの問いそのものにこだわるのではなく、知覚・クオリアを生じさせる神経機構をより良く理解していくことが、「意識」探求の建設的な方向性と考える。

（8）ＮＣＣ（Neural Correlates of Consciousness）

ＮＣＣ（Neural Correlates of Consciousness）は、コッホとクリックが提唱した概念で、「ある特定の意識的知覚体験を共同して引き起こすのに十分な最小の神経メカニズム」とされている（参考文献21）。ＮＣＣはノイズの多い画像を被験者に見せてｆＭＲＩ（49ページ参照）記録をし、意味のある知覚があった時のデータから知覚できなかった時のデータを差し引くといった手法などで検討されている（図15）。そして、顔画像の知覚時に活動が亢進している領域として、側頭葉の高次視覚野などが検出されている。視覚に関する感覚情報は、まず一次視覚野に到達するが、知覚とよく関連するのはより高次の視覚野になるようだ。

　しかし、意識的知覚体験を引き起こすのに十分な最小の神経メカニズムを高次視覚野の活動と限定して良いのだろうか？　実は前段落の実験で、一次または二次視覚野でも知覚体験時に

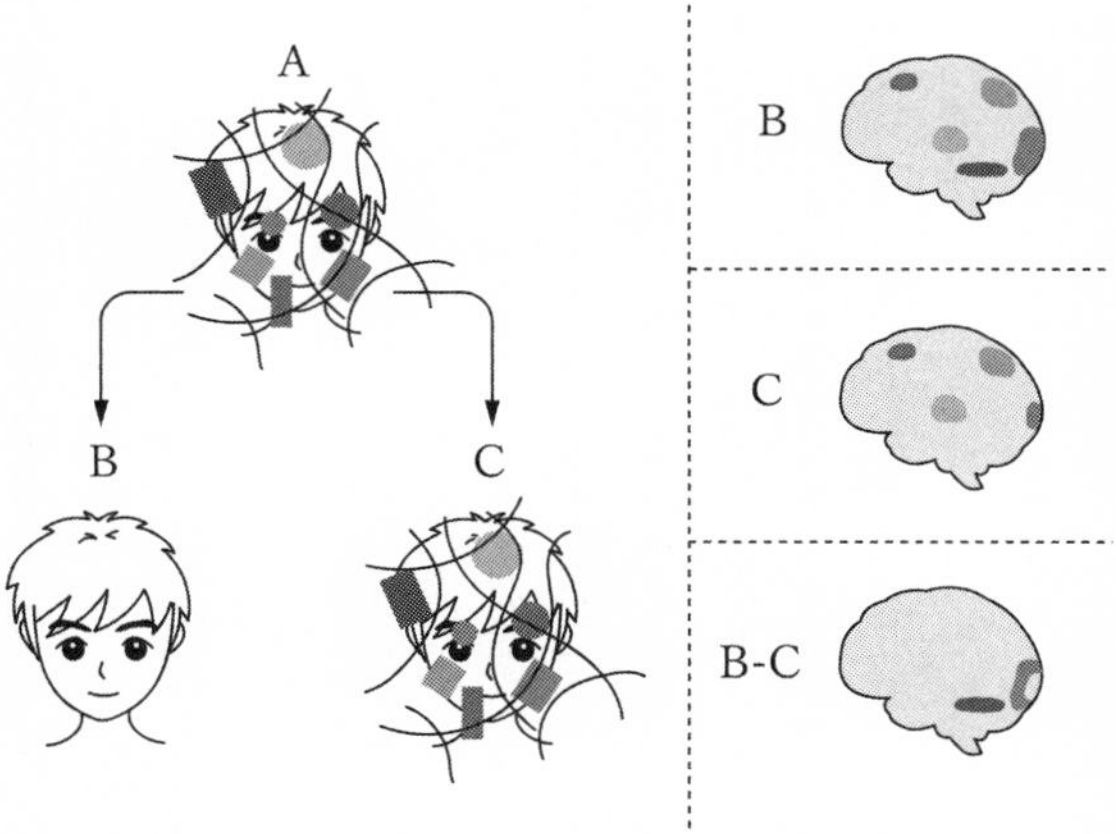

図15　ＮＣＣの探求。顔の絵にノイズを加えた画像を提示し（左図Ａ）、顔を知覚したときにボタンを押してもらい、そのときと知覚できなかったときのｆＭＲＩ画像を比較し差し引きした（右図）。そうしたところ、知覚時に側頭葉、後頭葉で神経活動の活性化が認められた。左のＡは被験者に提示した画像、ＢとＣは被験者が知覚した像を示す。右のＢは顔を知覚したときに活動が上昇した脳部位、Ｃは顔を知覚できなかったときに活性化した脳部位を示している。そして、Ｂ — ＣはＢのデータからＣのデータを差し引いたものである。（参考文献21を改変）。

活動が亢進している。一方で、一次視覚野は視覚入力が入ればいつでも活動する。一次視覚野が知覚に関与するか否かについては、現在も科学的な検討が続いている（参考文献3）。こうした点が問題になる背景として、大脳皮質各領域間での情報の流れが一方向性ではないことに留意する必要がある。視覚情報処理は網膜から視床外側膝状体を経て一次視覚野、二次視覚野、より高次の視覚野へと伝わるが（図3）、高次視覚野から低次視覚野への**逆方向性の情報伝達**や、一次視覚野から視床への情報伝達経路も存在する。順方向性と逆方向性の情報伝達の強さには違いがあるものの、脳内にはループ状の神経回路が多数形成されており、最小の神経メカニズムの特定は容易ではないかもしれない。なお、ＮＣＣの定義に「共同して」という表現が入っていることは重要である。意識的知覚体験には、多数の神経細胞の共同した活動が関与していると考えられる。

（9）バインディング問題と神経活動の同期

ある事物に付随するさまざまな特性は、異なる脳の神経回路で情報処理されるが、それらがどのようにしてまとめられるかというのが**バインディング問題**である（参考文献22）。視覚系ならば、形に関する情報は**腹側《ふくそく》経路**で、また動きや立体視に関する処理は**背側《はいそく》経路**で処理される（図4）。それらに加えて色に関する情報処理をする領域の存在も知られている。そうした一つの事物にかかわるさまざまな情報は、どのようにまとめて処理されているのかという点が問題となる。

例えば、視野内に赤丸と青四角が見えた時に、赤四角と青丸があると勘違いしないですむのは、どのようなしくみなのだろうか。同時刻に同じ場所にあることがポイントになり、ある場所にある物に関する情報が集まり、例えば赤丸に特異的に応答する細胞が存在していれば、それで説明可能と思われる。しかし、ある物の特徴を詳しく説明しようとすると、例えば赤くて小さく傷んだリンゴといったことになり、そうしたさまざまな詳しい特徴を持つ事物各々に選択的に応答する神経細胞の存在が必要とすると、その数は膨大になってしまい（**組み合わせ爆発**と呼ばれる）、とても脳内にある神経細胞数では処理できない。そうしたことから、各特性を表現するような神経細胞集団が同時に活動を上昇させていて、それらの組み合わせで事物が知覚されると考えられている。

以上のように考えると、赤丸が右に青四角が左に見えた時に、赤、青、丸、四角、右、左をコード化する神経細胞が同時に活動し、丸が赤や右と関連するが、青や左には関係しないことを区別できるしくみが必要となる。この問題は結論が出ていないが、数ミリ秒といった短時間枠での神経活動の同期が重要と考える仮説が提唱されている。主観的な知覚が成立する秒単位での神経活動の平均頻度は、赤、青、丸、四角をコード化する神経細胞でほぼ同じだが、より短い時間枠で見ると、異なると考えるのである。例えば、ある10ミリ秒の間では赤と丸をコード化する神経細胞の活動が同時に高くなるが、そのときに青や四角をコード化する神経細胞は活動せず、それらは別の10ミリ秒枠で活動を高くすると考えるのである。この仮説は実験的に証明されていないが、離れた脳部位でのよく同期した神経活動が動物実験で報告されている（参考文献23）。人で脳活動を非侵襲的に記録できるｆＭＲＩは優れた研究手段であるが、その時間分解能は1秒程度、また空間分解能は１㎜程度で、上述したような神経細胞の10ミリ秒程度の活動は計測できない。なおこうした神経活動の同期が、その神経細胞を含む領域全体の活動を反映する**局所電場電位**《きょくしょでんばでんい》の周期的変動の位相《いそう》と関係するという説も提唱されている。またバインディング問題として、身体各部位の運動をどのように協調させるか、文を作成するときや思考するときに、どのようにして関連する事項を結び付けて処理していくかといった点も検討されている（参考文献22）。

コラム　D．脳波と局所電場電位

脳《のう》波《は》は、脳の電気活動を頭皮上に設置した電極で記録した電位変化であり、脳内の多くの神経細胞の活動を反映している。同期したシナプス活動が脳波の主要成分を構成すると考えられる。脳波では周期的な波形が認められ、遅い成分からδ波（1–3 Hz）、θ波（4–7 Hz）、α波（8–13 Hz）、β波（14–30 Hz）、γ波（30 Hz以上、60 Hzくらいまで）と分類されている。いずれが脳波の主要要素となるかは覚醒《かくせい》状態などに依存する。α波は覚醒閉眼状態の落ち着いた状況で出現し、注意や精神活動の活性化により減弱する。α波の起源は視床の周期的活動と考えられている。開眼などにより覚醒度が高まるとβ波が現れる。また深い睡眠時には、ゆっくりとしたδ波が出現する。なお、高周波の脳波は、一般的にその振幅が小さい。

局所《きょくしょ》電場《でんば》電位《でんい》は、脳内に電極を設置して記録するが、電極近傍の神経細胞集団の活動により生じる細胞外電位変化に相当する。主にシナプス入力を反映し、興奮性シナプス入力部位では負の電位となる。局所電場電位についても周期的な変動が認められるし、感覚入力に応じた変動も記録される。

特定の事物に対応する情報の統合、つまりバインディングの問題にかかわる神経細胞の同期については、局所電場電位の位相《いそう》上での同期が重要ではないかという説がある（参考文献23、37）。局所電場電位の上昇相など周期的な活動の特定の位相（タイミング）で同期することが重要と考えるのだが、さらなる検証が必要である。なお、神経細胞単位では情報は活動電位によってコードされ、その頻度が情報の強さを表すが、活動電位のタイミングにも重要な意味があると考えられている（参考文献38）。

（10）感情（情動）

喜怒哀楽や**不安**などの**感情**も主観的体験であり、他者の感情はその表情・ふるまい・発言などから推測される。感情に加えて、痛み、空腹感、喉の渇きといった感覚も主観的体験であり、後述する「第三の意識」により注目されて行動選択に大きな影響を及ぼす。また、それらは自律神経系を介して無意識の身体反応を引き起こす。例えば、強盗に遭遇してしまったとしよう。そのときあなたは**恐怖**を感じて、助けを呼ぶ、逃げる、戦うといった選択肢から行動を選ぶことになるだろう。そのとき、体内では、自律神経系のうち交感神経系のはたらきが亢進して、**アミン**性の**アドレナリン**が放出され、血圧上昇や心拍数の増加が起こり、緊急事態に備えることになる。このように、感情は身体的変化を伴うことから、身体的な変化から感情を科学的に検討することができる。嘘発見器はこうしたしくみを利用した機器である。なお、身体的変化を含めて感情をできるだけ客観的・科学的に扱おうとするときには、感情の代わりに**情動**《じょうどう》という表現が用いられている。

恐怖感にかかわる脳部位として、**扁桃体**《へんとうたい》と呼ばれる大脳皮質の内側にある領域が知られている。野生のサルは人やヘビを恐れて近づかないが、扁桃体を切除したサルは人やヘビに平気で近づくようになるという。なお、扁桃体は恐怖よりも持続的な不安感にもかかわる。恐怖そして不安にも限られた脳領域が深くかかわっている。

快感あるいは幸福感に関与する**快楽中枢**と呼ばれる脳領域もある。快感・幸福感は、人あるいは動物が何らかの利益を得たときか得る見込みが立ったときに活動して、それにつながった**行動の選択**を促すしくみと考えられる（参考文献6）。なお利得としては、生存に不可欠な食物を得ること、子孫を残すことにつながるパートナーを得ることや性行動、**生存状況**の向上に役立つ集団内での立場の向上などがある。また、本人にとっての利益はないが、他者や所属集団の利益につながる行動が選択されることもある。例えば、親が子を守るための自己犠牲的な行動などがある。快感や幸福感は**脳内報酬**《のうないほうしゅう》とも呼ばれ、それには**腹側被蓋野**《ふくそくひがいや》と呼ばれる中脳領域から**側坐核**《そくざかく》と呼ばれる**大脳基底核**《だいのうきていかく》領域へ、神経軸索を介して送られるアミン性神経修飾物質である**ドーパミン**の出力が重要な役割を担う。実は先に述べた扁桃体は腹側被蓋野へも出力していて、脳内報酬系にもかかわっており、脳内の情報処理システムは複雑である。感情も主観的な体験であって、「第二・第三の意識」にかかわり、その発現は脳内神経回路の活動に依存している。

トピック　A．人はなぜスリルや辛さを求めるか？

皆さんはジェットコースターが好きだろうか？　また、お化け屋敷に行ったり、ホラー映画を観るのが好きだろうか？　これらは安全であること、フィクションであることが分かっているが、それでも恐怖を感じると思う。恐怖感は動物に危険であることを知らせ、避けることを促す感情だが、人によっては恐怖感を積極的に求めることがある。恐怖から解放された後の爽快感がたまらないと話す方がいる。また、お化け屋敷の中の様子をカメラで撮ると、客が泣き笑い状態になっている映像が撮れることがあるそうだ。いずれにせよ、恐怖感を自ら求めるという合理的には思えない行動を人に取らせるしくみが、脳内に用意されていると考えられる。恐怖には扁桃体がかかわっていることを本文で説明したが、実は扁桃体は脳内報酬にもかかわり、報酬系神経回路へ情報を伝えている。恐怖と報酬系に関与する神経細胞がどのような関係にあるか詳細は不明だが、大きく異なる二つの感情を担う神経回路間で、まだ明らかになっていない相互作用があるのかもしれない。なお最近、マウスで水分補給を絶たれた状況で水を得たときに反応する扁桃体の神経細胞が、恐怖感の解消にも関与することを示す論文が発表された（参考文献52）。

話は変わるが、皆さんは辛い食べ物は好きだろうか？　味覚は舌にある味覚受容細胞が検知するが、味覚は甘み、酸味、塩味、苦み、うまみの5種類であり、辛味はない。実は辛味は、カプサイシン受容体という痛覚の受容体で検知される。したがって、辛味は味というより痛みになる。それでは、なぜ辛味という痛みを好んで求める人がいるのだろうか。痛みは、元々は身体の異常を知らせることにより、動物に生命を維持するための対応を促す感覚と考えられる。ただし、痛覚が強すぎて動物が動けなくなってしまうと、より危うい状況になってしまう可能性がある。そうした事態を避けるために、痛覚系には情報伝達を抑えるしくみも存在する。そして、それに関与する脳内の伝達物質は、複数のアミノ酸が結合したペプチドの**エンドルフィン**で、エンドルフィン受容体に作用する鎮痛剤としてモルヒネが知られている。モルヒネは鎮痛《ちんつう》剤だが、人や動物に爽快感ももたらす。辛味は強い痛覚刺激となり、それを抑制するエンドルフィンの分泌を促し、それが爽快感をもたらしている可能性がある。また、味覚、痛覚、報酬、情動《じょうどう》にかかわる脳部位として、内側の大脳皮質領域の一つである**島皮質**《とうひしつ》が知られている。もしかすると、島皮質などにおいて痛覚である辛味を処理する神経回路と報酬にかかわる神経回路間で、まだ知られていない相互作用があるのかもしれない。

トピック　B．動物の共感・同情と利他的行動

動物でもさまざまな利他的な行動が見られる（参考文献6）。例えばはたらきアリまた

はハチは、雌であるが子孫を残さず、所属する集団の繁栄のために奉仕しているように見える。チンパンジーなどが自身の子供以外の幼弱個体を世話することも報告されている。また、マーモセットやテナガザルなどのサルの中には、自分自身は餌を得られない状況でも、他個体には手が届かない位置にある餌を、その個体が取れるように手助けすることがある（参考文献53）。

最近、ネズミが他のネズミに危害を加えることになることを避ける行動選択をすることが報告された（参考文献54）。ネズミが押せるバーを二つ用意し、いずれのバーを押しても餌をもらえるようにする。ただし、片方のバーを押した場合には、隣のネズミに電気ショックが与えられるようにする。そのような状況では、ネズミは隣のネズミが電気ショックを受けないバーを選んで押した。この選択は、電気刺激を加えるバーを押した場合に得られる餌を倍量にしても維持されたが、3倍に増やすと電気ショックを与えるバーを押すようになったという。また、電気ショックを与えるバーを避ける傾向は、そのネズミに電気ショックを経験させておくと強くなった。この結果から、ネズミでも他者が危害を受けるのを避けようとする行動選択をすること、その判断は多少自己にとって不利益を生じさせる状況でも変わらないこと、また自分自身が同様の危害を受けた経験があると、その判断が強固になることが分かる。ネズミのような哺《ほ》乳類《にゅうるい》にも、同情のような感情があると推測される。なお、こうした行動選択は、帯状《たいじょう》皮質《ひしつ》前部の薬剤による不活性化によって弱まった。

トピック　C. 他人の不幸は蜜の味

「隣の芝生は青く見える」という妬みの感情についての表現がある。妬みは誰しもが持つ感情と思われるが、それは良くない感情であると認識されて抑えられ、また行動に現れないようにされる。妬みに近い感情は人以外の動物にもあるかなり普遍的なもののようである（参考文献15）。きゅうりが好きなサルがきゅうりを食べているときに、隣のサルがぶどうを食べていることに気づくと、きゅうりに見向きもしなくなったという。ネズミを用いた以下のような実験報告もある。ネズミを狭い所に押し込めると、ストレスを感じて血中のストレスホルモンの量が増加する。このネズミの前に自由に動き回れるネズミを放つと、狭い所に入れられたネズミのストレスホルモン値はより高くなった。一方で、閉じ込められたネズミの前に、このネズミと同様に拘束されたネズミを置くと、ストレスホルモンの値は低下したという。後者の状況では、他個体の不幸な状況を見ることにより、自己の苦痛が軽減されたと解釈できる。このように他者の不幸な状況を観察することにより、妬み感情が軽減されることが起こり、それが「他人の不幸は蜜の味」ということになる。

こうした感情はシャーデンフロイデとも呼ばれる。

妬みとシャーデンフロイデに関して、人で以下のような実験が行われた（参考文献15、55）。大学院生被験者である本人が主人公となり、主人公および3名の学生Ａ、Ｂ、Ｃが登場するシナリオを読んでもらった。なお、主人公とＡ、Ｂ、Ｃの状況は以下のように設定した。主人公は、学業成績および経済状況などは平均的と設定する。Ａは被験者と同性であり主人公と交流があり、主人公より成績、経済面で恵まれている。Ｂは異性で主人公との関係が浅く、主人公より成績、経済面で恵まれている。Ｃも異性で主人公との関係が浅いが、主人公と成績、経済面の状況はほぼ同等である。妬みの強さを被験者に聞いたところ、Ａ、Ｂ、Ｃの順番で妬みが強かった。次にＡとＣに不幸が起こったというシナリオを読んでもらい、それに対してうれしい気持ちの有無を聞いたところ、Ａの不幸に対してはうれしいという気持ちを感じたが、Ｃの不幸についてはそのような感情はもたなかったという。これらから、人の不幸をうれしく感じるのは、対象者が自分と関係が深く、自分よりも優れた面があるときだと推測される。自分より上位の競合者の不幸・失敗が、敵対心や劣等感などに関係する妬みを軽減していると解釈できよう。妬みや人の不幸を喜ぶ感情は非道徳的と見なされ、カトリックでいう7つの大罪の一つとされている。妬みは人の行動選択を不適切なものとし、その人の集団内での立場に悪影響を及ぼす可能性があるが、一方で自己向上のための努力を促すようにはたらく場合もあろう。この感情が人以外の哺乳類にも存在し、進化の過程で維持されたことには意味があるに違いない。

上述した実験では、脳活動をｆＭＲＩで計測することも行われている。その結果、妬みの感情は前部帯状皮質の活動レベルと相関すること、学生Ａの不幸に対して感じたうれしさは、脳内報酬系《のうないほうしゅう》に属する大脳基底核《だいのうきていかく》の線条体《せんじょうたい》の活動と相関すること、さらに妬みに関連した前部帯状皮質《たいじょうひしつ》の活動が高い被験者ほど、他人の不幸を喜ぶ感情に関係する線条体の活動が高いことが示された。妬みやシャーデンフロイデも、脳の神経回路活動に依存した主観的な感情である。

本トピックでは、人の不幸を喜ぶ感情について記したが、トピックＢでは共感や同情について記載した。私たちの心の内には矛盾するような感情が共存し、それらがバランスをとって、意思決定や行動選択に関与している。

（11）意識的知覚体験の役割

ここまで知覚は感覚とは異なり「第二の意識」によって気づくという主観的な体験であるこ

と、そして知覚は脳内の神経回路活動に依存しており、感覚情報処理の上位中枢のはたらきが重要な役割を担っていることを説明してきた。そして、知覚にかかわる脳部位あるいは神経細胞集団は知覚内容によって異なり、ある知覚体験をしているときには多くの神経細胞が関与するが、その知覚内容と両立しがたい知覚内容に関与する神経細胞集団の活動は抑えられることを説明した。

それでは、「第二の意識」による知覚体験の役割は何であろうか？　「意識」される知覚体験には特定の神経細胞集団の活動亢進が伴う。そして、この活性化した神経細胞集団の活動は、そのシナプス出力を介して異なる一群の神経細胞集団の活動を上昇させることにより、さらなる情報の処理と統合につながり、その連鎖が随意行動あるいは思考を引き起こすことにつながると考えられよう（図5）。この説明は物理化学的な神経細胞集団活動に基づく情報伝達・処理・統合の解釈だが、主観的な現象としては、気づいたことあるいはクオリアについて「意識」的に考えて、次の随意的な行動選択につなげる体験になると思う。次章では、知覚や記憶を内省するとともに、思考や行動選択を司る「第三の意識」について考察する。

第四章　内省する意識・自我（第三の意識）

この章では内省する「第三の意識」について検討する。デカルトの「我思う、故に我あり」の「我」である。この「意識」は知覚情報や記憶情報を探り、それを認知したうえで、思考・**意思決定**・行動の選択を行う。知覚（気づくこと）・認知（気づいた事物が何であるか判断すること）により概念化された脳内の情報をさらに探索するということで、**メタ認知**のはたらきと位置づけられる。この「意識」的はたらきにより、外界から得た情報や脳内に蓄積された情報を最適行動の選択に役立てることが可能になる。

現在、「意識」に関する神経科学的な研究では、NCC（56ページ参照）の探索というか意識的知覚体験にかかわる神経機構に着目したものが多く、「第三の意識」の神経機構に関する知見は少ない。それはおそらくこの「第三の意識」の方が「第二の意識」よりも高次のはたらきであるために、抽象的であって客観的・神経科学的アプローチがより難しいためと思われる。メタ認知的情報処理の神経機構は、チャーマーズに従えばイージープロブラムと位置づけられるのだが、メタ認知の情報処理をどのように明確かつ異論の出ない形で定義できるのかは定かでない。さらに、主観的な「第三の意識」をどのように説明したらよいのかもなかなか難しい。しかしながら、この「第三の意識」がどのような特徴を有するものであるかを検討すること、そのはたらきについて知見を整理して理解を深めること、またそのはたらきと関連する神経回路活動について推測していくことはできる。本章ではこうした問題について論じる。

（1）内省のメリット

「第三の内省する意識」が存在すること、あるいはメタ認知機能が存在することのメリットは何であろうか？　それは多様な情報に基づき、各動物個体が集団内での地位向上、危険回避、良きパートナーの確保など、生存状況や**子孫繁栄**に資する意思決定と行動の選択を可能にすることと考えられる。外界からの多くの異なる入力情報を、外界の物理法則や規則および**経験・記憶**を参照しつつ、優先順位をつけて整理統合をしたうえで処理することにより、より適切な意思決定と最適な行動の選択が可能となる。また、その過程で短期的なメリット・デメリットと長期的なメリット・デメリットの比較検討もなされる。多くの情報の適切な処理と長期的な見通しがなければ、短期的なメリットを求めるか、短期的なデメリットを避ける、場当たり的な行動が繰り返されることになり、長期的には一貫性のない損の大きい行動選択になってしまう可能性が高い。長期的に大きな利得を得るためには、短期的なデメリットを甘受しても一貫した行動をすることが必要なことがある。一方で、状況が変化した時には、**行動戦略**を変えるべきことも多い。こうした行動選択を適切に行うには、個体が得た情報を効果的に活用することが求められ、そのためにはメタ認知機能の向上が不可欠だったのではないだろうか。そして、優れた判断能力は、動物の**進化過程**《しんか》でその種および個体の競争を有利にしたに違いない。私は、「第三の意識」のはたらきは進化過程で発達してきたと考えている（参考文献6）。

（2）強化学習

人や動物が適応的な行動選択を向上させるしくみとして、経験から学習することとそれを記憶することがある。学習方法には大きく分類して3つのパターンがある。**教師なし学習**、**教師あり学習**、**強化学習**《きょうかがくしゅう》である。いずれも脳・神経回路内の変化、より具体的には神経細胞間での情報伝達を担うシナプスにおける情報伝達効率変化によって起こる現象であるが、各々でしくみが異なる（図16）。

教師なし学習は**自己組織化**《じこそしきか》とも言われるが、それは感覚情報処理系などで何回も繰り返される入力パターンに、出力側の神経細胞がより応じやすくなるように神経回路が変化する現象である。例えば、子ネコを縦縞しか見えない環境で育てると、大脳皮質一次視覚野の神経細胞の多くが縦縞に反応するようになり、横線に応答するような神経細胞はなくなってしまう。そして、そうしたネコは横線を認識できなくなり、地面に置いた横棒につまずくようになってしまう。また、人が幼少期に聞いた言語を聞き分けられるようになるのにも、聴覚系の自己組織化

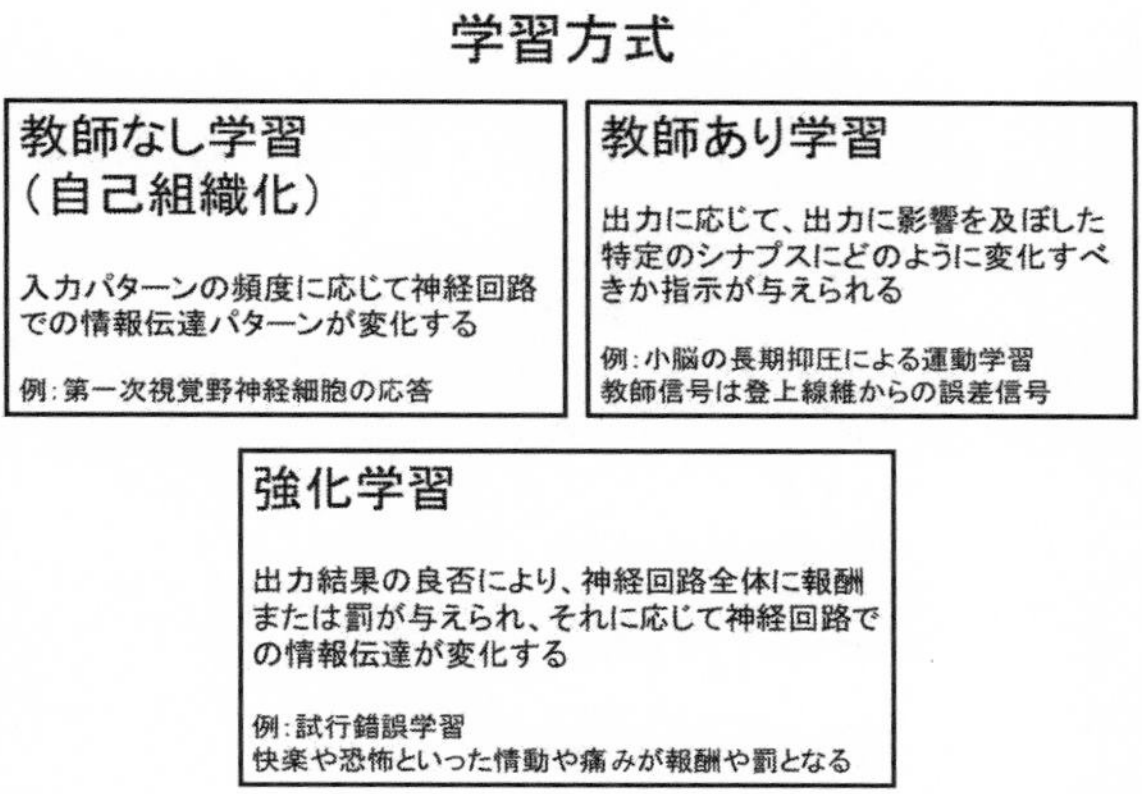

図16　三つの学習方式。人と動物の学習方式として、教師なし学習（自己組織化）、教師あり学習と強化《きょうか》学習《がくしゅう》が知られている（参考文献14）。

が関与すると考えられる。日本人の子でも、英語圏で育てば正確に英語の発音を聞き分け、流ちょうに英会話できるようになるが、そうでない多くの日本人にとって、例えばＲとＬの聞き分けは難しい。自己組織化は**発達期**で特に重要なしくみであり、感覚系神経回路の自己組織化に異常があると正常な知覚も妨げられる。こうしたことからも、知覚が神経回路活動に依存していることが確認される。

　教師あり学習は、ある神経回路Ａでの情報処理結果が別の神経回路Ｂで評価され、Ａ内の各々のシナプスの伝達効率がＢの評価に基づき最適化されるしくみである。ＢがＡを指導する形でＡを変えるので、教師あり学習と呼ばれる。このし

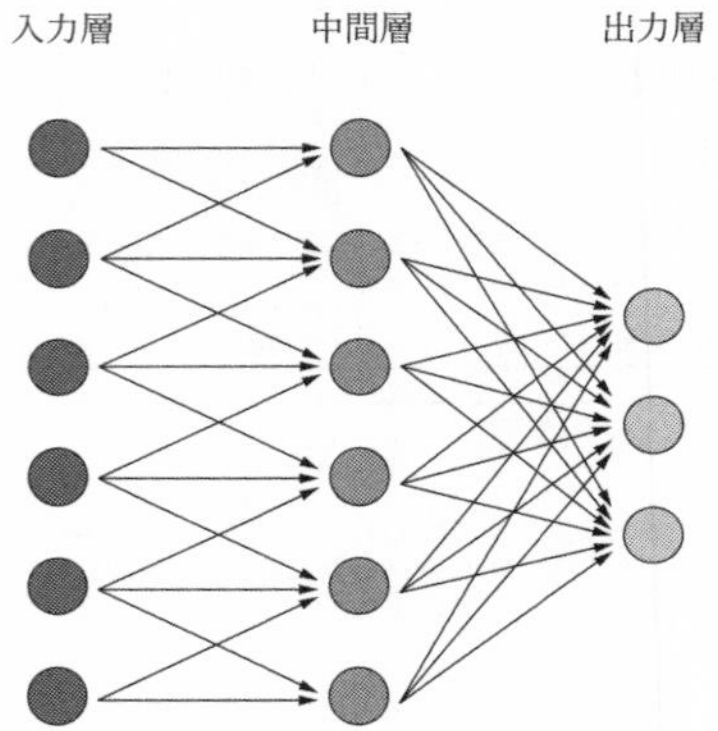

図17　単純型パーセプトロン。入力層、中間層、出力層の３層から形成されており、中間層素子は一部の入力層素子から情報を受け、出力層素子はすべての中間層素子から入力を受ける。入力層にさまざまなパターンの入力を与え、各出力層素子の応答を見る。そして、ある出力層素子が望ましい応答をした際に、その出力層素子への中間層素子からの入力を強化する。そうした操作を繰り返すと、出力層素子は入力層素子への入力パターン（例えばある特定の文字）を識別できるようになる（参考文献６）。

くみを用いた神経回路Aの例として単純型**パーセプトロン**が知られている（図17）。単純型パーセプトロンは入力層・中間層・出力層の3層からなり、各層には神経細胞に相当する素子があって、入力層・中間層・出力層へと情報が伝達される。各中間層素子は一部の入力層素子から情報を受け、各出力層素子はすべての中間層素子から入力を受ける。入力層へのさまざまなパターン入力に応じて出力層素子は応答するが、出力層素子が望ましい応答をした際には、その素子への中間層素子からの入力の重みを大きくし、そうでなかったときには小さくする。この操作がこの回路での教師の仕事になり、脳内では神経回路Bが担うことになる。こうした単純型パーセプトロンで、さまざまな入力層への文字入力に対して、各出力層素子が選択的に応答するように学習させることができる。脳内では小脳皮質神経回路がパーセプトロンと似た構造をしており、それが運動学習などに寄与している（参考文献6、24）。

　強化学習は神経回路の出力としての行動の結果の良し悪しが、神経回路全体に伝えられ、行動選択を向上させるしくみである。**試行錯誤**《しこうさくご》によってより良い判断がなされるようになる学習とも言える。強化学習を説明する理論として**ベイズ推計**が知られている。ベイズ推計では経験で得た結果から、それに起因する事柄を確率的に推測する。図18の左図を見てほしい。これはのどが渇いた状態のネズミを使って、水滴を得るための行動選択を学習させる実験を示したものである。ネズミが右側のバーを押すと、10回に1回の確率で2滴の水を得られる。一方、左側のバーを押すと3回に1回の確率で水を1滴得られる。右側のバーを押した時の期待値は0・2、左側のバーを押したときの期待値は0・33であるから、左側のバーを押す方がより効率的に水を得られる。ネズミはいずれかのバーを何回か押した後、しだいに左側のバーを押す機会が増えてくる。これがベイズ推計を用いた試行錯誤による強化学習の例である。

行動選択は神経回路によりなされるが、この学習では特定のシナプスに情報伝達効率を変えさせる教師信号の指示がある形式でない点が、教師あり学習と異なっている。生存に必要な水や食物を得ると、人は満足・幸福を感じるが、脳内神経回路への報酬には、比較的多くの神経細胞の活動に幅広く影響を与えるドーパミンと呼ばれる神経活動修飾分子が関与している。また、ドーパミンを放出する神経細胞は、学習当初は水や食物を得られたときに活動するが、学習によって、水や食物を得られることが予測できた際に活動するようになることも知られている。例えば、ネズミに水を与える前に音を聞かせると、音を聞いたときに活動するようになる。これは、直接的な利益を得る一段階前の事柄に対して脳内報酬を与えるしくみであり、こうしたしくみにより直接的な利益よりも将来的に得られる利益の見込みのための行動を促すことが可能となる。そして、このしくみは長期的な視点での行動選択を可能とすることに寄与する。

上述したように、強化学習は経験に基づく適切な行動の選択に寄与するしくみであり、少数回の経験でも判断基準が与えられることになり、人や動物にとって有用である。ただし、少数回の結果しか知らない場合は、精度が落ちることには留意する必要がある。この点をさらに考えてみると、強化学習のしくみは経験に依存しているのであるから、未経験の事柄やわずかな経験しか持ち合わせていないことには有効でないことが分かる。よく知らないことについて正しい判断をできない**認知バイアス**があることは承知しておくべきである。

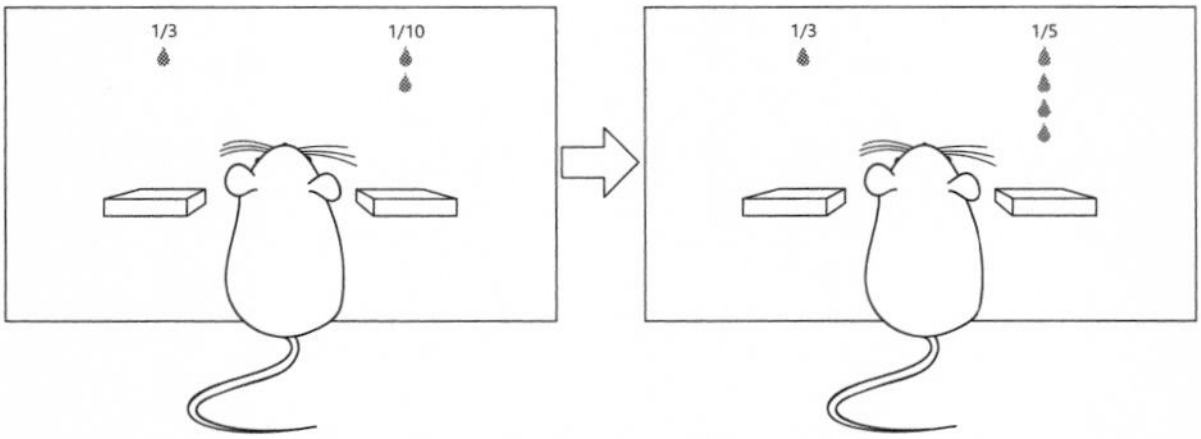

図18　強化学習。強化学習は試行錯誤による学習である。水をしばらく与えないでおいたネズミを実験に用い、左のバーを押すと３回に１回一滴の水を、右のバーを押すと10回に１回２滴の水を得られるようにする（左図）。そうすると、ネズミは次第により多くの水を得られる左のバーを押すようになる。その学習後に右のバー押しでは５回に１回４滴の水を得られるようにすると、ネズミは次第に右のバーを押す回数が増えていく（右図）（参考文献６）。

次に状況が変わった時の対応について説明したい。図18の右図を見てほしい。上記の状況でネズミを学習させた後でルールを変更する。左のバーを押した際については、3回に1滴という設定を変えずに、右のバー押しについては5回に1回の確率で4滴与えることにする。そうすると、右バー押しの期待値は0・8となり、左バー押しの期待値0・33より2倍以上大きくなる。したがって、この条件では、右バー押しによってより効率的に水を得ることができる。ネズミはこの状況の変化に応じて、しだいにバーの選択を変えることができる。そうした対応の変更ができるのは、学習後も時々不利と思われる選択を行うからである。不利と思われることを選択することも重要で、通常動物は学習後も完全に一定した行動選択はしない。そして、不利かもしれない博打的な選択をすることに対しても脳内の報酬系がはたらくようである。一部の**遺伝子**改変ネズミでは、学習は早いが、状況の変化に応じた行動選択の変更をできないことが報告されている（参考文献41）。このネズミは賢いが柔軟性に欠けている。

学習または経験により記憶が成立する際には、持続的なシナプス伝達効率変化である**シナプス可塑性**などの**記憶痕跡**《きおくこんせき》**（エングラム）**が神経回路内に残っているはずであり、そうしたシナプス変化を検出する試みがなされている（参考文献42）。また、恐怖に関係づけられる特定の状況で活動が亢進し、その刺激によって恐怖応答を引き起こせる神経細胞も検出されている（参考文献43）。なお、ある状況とそれと異なった状況で活動が上昇する神経細胞集団は、一部が重なるものの、一方の状況でのみ活動が亢進する神経細胞もある。

本節では人・動物の行動選択を向上させる学習のしくみを説明してきたが、試行錯誤的強化学習には、感覚入力や行動結果の記憶などを内省する「第三の意識」が関与すると考えられる。

（3）抽象化・概念化と言語

物や図形の形に関する視覚情報処理過程では、高次中枢へと情報が伝わっていくにつれて、神経細胞の応答対象が点、円、線、顔などを含む複雑な図形になり、場所に関する情報が消失することを説明した（図1）。したがって、対象物がより概念的なものとなり、場所に関する情報が消失して、対象が一般化されたことになる。こうした神経細胞のコード情報の概念化・抽象化は、他の感覚情報処理過程でも認められる。

一連の**エピソード**の記憶情報についても、そのエピソードが関連する事項ごとに単位化されて記憶されることが報告された（参考文献44）。この研究では、被験者が映画を観る際の脳活動をｆＭＲＩで計測した。そうしたところ、できごとの区分ごとに活性化する脳領域が変化し、映像ではなく各エピソードを口頭で説明した場合でも、各々のできごとの区分ごとに対応する脳部位が活性化されたと報告している。なお、映像と口頭の説明では、各エピソードについての紹介時間が異なったが、脳活動は一定の時間ではなく、各々のエピソード内容の区分と関係して変化した。この結果は、エピソードについても抽象化・単位化された概念として脳内で記憶されることを示唆している。

こうして、高次中枢の神経細胞集団にコード化される表象（心に思い浮かぶ記憶された外的対象像）や概念は言葉に置き換えられる。言語は多くの知覚情報の区別、整理に有効であり、思考などのさらなる情報処理の高度化に寄与するとともに、他者とのコミュニケーション能力を飛躍的に向上させた。そして、他者との情報・経験・感覚の共有を促進したと考えられる。

言語能力の発達が他者との高レベルで複雑な共同作業・活動を容易にして、高度に発達した人の社会の形成を促し、他の動物種との生存・繁栄競争における人の優位性の獲得に大きな貢献をしたに違いない（参考文献6）。

（4）ワーキングメモリーと逐次情報処理

ワーキングメモリーは**作業《さぎょう》記憶《きおく》**とも呼ばれ、脳が情報操作に用いる一時的な記憶を指し、前頭葉などが担うと考えられている（参考文献1、25）。小売店で2品を購入して合計額を暗算しようとする際には、各品の価格はワーキングメモリーに保たれる。また会話をするとき、相手への回答はワーキングメモリーに保存されてから発話される。ワーキングメモリーの容量はかなり限定されている。ワーキングメモリーに保持される容量は7±2とされていたが、容量は記憶内容に依存しており、数字ならば7前後、文字ならば6前後、単語ならば5前後とも言われている。また、条件を厳密に統制するとワーキングメモリー量は4程度しかないという報告もある（参考文献26）。

　ワーキングメモリーの容量が限定されていることは、私たちの思考や内省が**逐次的《ちくじてき》**であることの要因になっていると考える。思考や内省には言葉を使い、言葉を使えば、それ自身が逐次的に表現される。「第三の内省する意識」のはたらき方は、逐次的というか直列的にはたらいていると思う。もちろん、一つのことを考えている時に、それに関連する事項はワーキングメモリーにあるか、ワーキングメモリーに移ろうとしていると思うが、思考・内省の中心はある瞬間には一事項なのではなかろうか。なお、この辺りの記載は、主観的な自己内省に基づくので、そうではないと人に言われると、私固有の「第三の意識」の特徴なのかもしれないということになってしまう。

それでは、ワーキングメモリーの容量が限定されている要因、あるいは神経回路機能基盤は何であろうか？　高次中枢における概念のコードは、多数の神経細胞集団の活動に依存し、また各ニューロンは複数の概念のコードにかかわっていることが要因ではないかと思う。神経細胞活動の組み合わせにより、特定の概念・知覚された情報などがコード化され、個々の神経細胞自身は複数の事柄のコード化に寄与する状況（図5）では、多くの概念を同時に混乱なく表現することに限界があるのではないだろうか。こうした神経回路で情報処理の混乱を防ぐために、並行処理ではなく、逐次的直列処理過程が必要になったと推測する。

（5）コンピューターと脳の比較

意識・ワーキングメモリー・記憶・入出力を含めて、人の脳・神経系と**コンピューターシステム**を比較することが、人の「意識」と脳の神経回路での情報処理のしくみを理解するのに役立つと思う。

図19の左はコンピューターシステムを、コンピューターの本体を中心として入出力装置とともに示した。コンピューターはキーボードやマウスの他に外部の計測器などの**入力装置**とつながり、またモニターやプリンターなどの**出力装置**ともつなげて使用する。コンピューターの中核となる部分は**CPU（Central Processing Unit）**であり、ＣＰＵには**制御装置**と**演算装置**がある。コンピューターにはその他に**記憶装置**があり、記憶装置にはハードディスクなどの**補助記憶装置**と**主記憶装置**がある。入力装置へ入力された情報は、記憶装置に送られて演算装置で処理されてから記憶装置に戻されて出力される。ＣＰＵの制御装置は、入出力装置と記憶装置との情報伝達、記憶装置間の情報伝達、主記憶装置と演算装置間の情報伝達、演算装置の処理を記憶装置からの信号を参照して行っている。主記憶装置は、コンピューターの電源が入っているときのみにはたらく一時的記憶装置であり、その容量は限定されるが、演算装置などとの

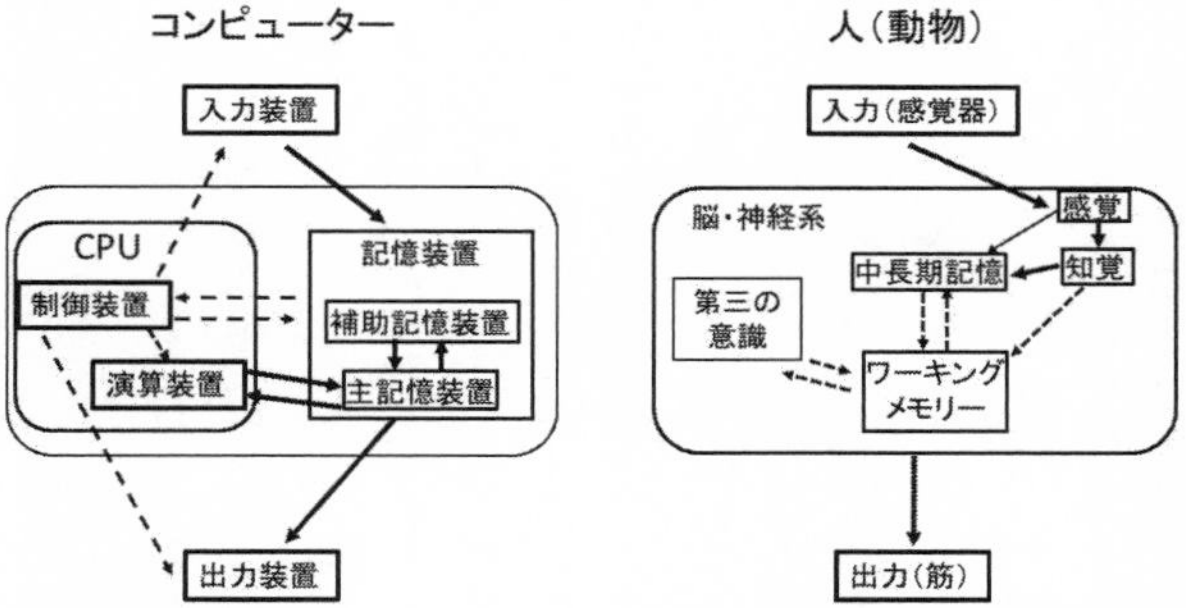

図19　コンピューターシステムと人または動物の神経系との比較。

迅速なデータのやりとりを行える。また、演算装置はより限定された数の情報の操作を逐次的に行う。

一方、図19の右には脳神経を中心とした人あるいは動物の情報処理システムを模式的に示した。人は感覚器で外界からの物理化学的信号を受け取り、感覚神経を介してその情報を中枢神経系に送る。感覚情報処理過程で感覚の一部は知覚され、それはクオリアを生じさせる。知覚された情報と一部の意識されない感覚は中長期的に記憶される。中長期的記憶の一部および知覚情報の一部は、ワーキングメモリーに送られ、そこで情報処理（思考・内省）されて記憶情報として保存されたり、外部へ言語や行動として出力されたりする。

このようにコンピューターと脳を並べて見てみると、「第三の思考・内省する意識」はＣＰＵに、ワーキングメモリーとその周辺は主記憶装置に、そして中長期記憶はコンピューターの補助記憶装置に相当すると見なしてよさそうに思えてくる。コンピューターでは、記憶装置に書き込まれたデータに基づき制御装置がさまざまな制御を行うが、人では「第三の意識」が、「第二の気づく意識」がはたらいて生じるクオリアまたは知覚情報、そしてワーキングメモリーと関連性の高い（その情報をコード化する神経細胞集団活動が引き起こされやすい）記憶情報をワーキングメモリーに移動して操作する。こうした内省・思考を情報の混乱なしに行うためには、「第二の意識」によって適切な知覚情報および記憶情報に気づき（それらをコード化する神経細胞集団の活動が高まり）、「第三の意識」がそれらの情報をワーキングメモリーに移動して逐次的に処理する必要があったのではないだろうか。言い換えると、各情報をコード化する神経細胞集団の活動が、次の関連情報をコード化する一群の神経細胞集団の活動を引き起こす過程がつながっていく、ということが混乱なく起こっていると考えられる。「第三の意識」は、こうした作業の効率的に制御された遂行にかかわる存在として誕生して、発達したのではないかと推察する。以上は私の想像であるが、いかがだろうか？　もっとも、こうした神経回路活動の連鎖がどのようにして主観的な意識体験をもたらしたかというハードプロブラムの回答にはなっていない。

　ところで、ＡＩ（Artificial Intelligence）、またはコンピューターに「意識」が宿るか、あるいはそれらに「意識」を埋め込むことができるのではないかという議論がある（参考文献16、27）。そうした議論において、以下のような思考実験がある（参考文献3）。一神経細胞の活動は物理化学的に完全に理解できるはずで、科学技術が進歩すれば、他の神経細胞とのシナプス連絡を含めて一神経細胞のはたらきを完全に模倣した人工神経細胞を作製し、それを実際の神経細胞と置き換えることができるようになるであろう。それができたとして、その置き換え処置の後で、その人の「意識」が変化するはずがない。それは人工神経細胞が完全に自然の神経細胞を模しているからである。その後、同様の置き換えを別の神経細胞についても実施することを繰り返せば、完全に脳・神経系を人工物で置き換えられるはずで、その際に「意識」が変化しているとは考えられない。したがって、原理的にＡＩなどの人工物にも「意識」は宿るというのである。実際には、完全な人工神経細胞を作製すること、そして、それを神経系内で元の神経細胞と完全に置き換えることができるようになるか否かは大いに疑問である。またそれ以前に、遺伝子や**タンパク質**などの有機高分子素材とそれらに固有の複雑で独特な化学反応によるしくみではたらく生体神経細胞の挙動を、人工神経細胞が完全に模倣できるかも大いに気になる。しかし、もしもそうしたことができたとすると、論理的には主観的な「意識」が人工産物に宿っても矛盾はなさそうだ。

ただし、主観的「意識」は厳密には本人にしか分かっていないということは思い起こしておいた方が良い。チャーマーズは**哲学的ゾンビ**という概念について述べている。哲学的ゾンビは、人と全く同じように振る舞い、客観的に区別することができないが、「意識」を持たない存在である。このような存在を仮定すると、他者が「意識」を持つ存在であり、哲学的ゾンビではないと判断することは不可能ではないか。デカルトが述べたように、主観的「意識」は厳密には自分自身にしか分からないものなのだから。そうすると、ハードプログラムや主観的「意識」の存在自体についての議論は結論を出せないように思える。しかしそれでも、「意識」または意識的はたらきの特性についてより深い洞察を行うことは、他者や動物の行動そして社会のより良い理解につながると期待される。ところで、私には、他者や犬・猫などに主観的な「意識」がないとは思えないし、またそのように考えたくもない。

（6）線による情報伝達と拡散による情報伝達

神経回路網では一つの神経細胞が多数の神経細胞へと出力し、また一つの神経細胞は多くの神経細胞から入力を受けている。これらは、情報の**発散**《はっさん》と**収束**《しゅうそく》と呼ばれ、神経回路網での情報の統合を可能とするしくみである。神経細胞には興奮性のグルタミン酸出力を行う興奮性神経細胞と、抑制性のＧＡＢＡ（39ページおよびコラムＣ参照）出力をする抑制性神経細胞があり、一つの神経細胞は興奮性と抑制性のシナプス入力を多数（平均すると１０００〜１万くらい）受けている。このように神経回路網は複雑であるが、その構成要素であるシナプス結合している一対の神経細胞に着目すれば、出力側の神経細胞軸索が入力側の神経細胞に線でつながっている。こうした線状の接続と情報伝達は、コンピューターでも再現できるかもしれない。

ところで、脳神経系においては、線による情報伝達に加えて、電波によるテレビ放送のような拡散性の情報伝達のしくみもある。そうした情報伝達を担うのがドーパミンや**ノルアドレナリン**などの神経活動修飾物質である。こうした分子も特定の神経細胞が産生し放出するが、その作用は脳の広い領域に及んで、多くの神経細胞の活動パターンを中長期的に変化させる。例えば、後述する睡眠と覚醒の制御や、人あるいは動物が危機的状況に陥った際の応答の制御に関与する。このように神経活動修飾分子は、脳神経系全体および「意識」の状態を大きく変化させるはたらきをするが、こうした制御方式は通常コンピューターシステムでは採用されていない。なお、神経活動修飾分子は、特定のシナプスなど限定された部位で作用することもある。

(7) 意識は一つか?

自我あるいは自身の「意識」の唯一性を疑っている人はあまりいないと思うが、いかがだろうか。しかし、各人に「意識」は本当に一つしかないのであろうか?　この問題がそれほど単純でも自明でもないことを、以下で例を挙げつつ説明する。

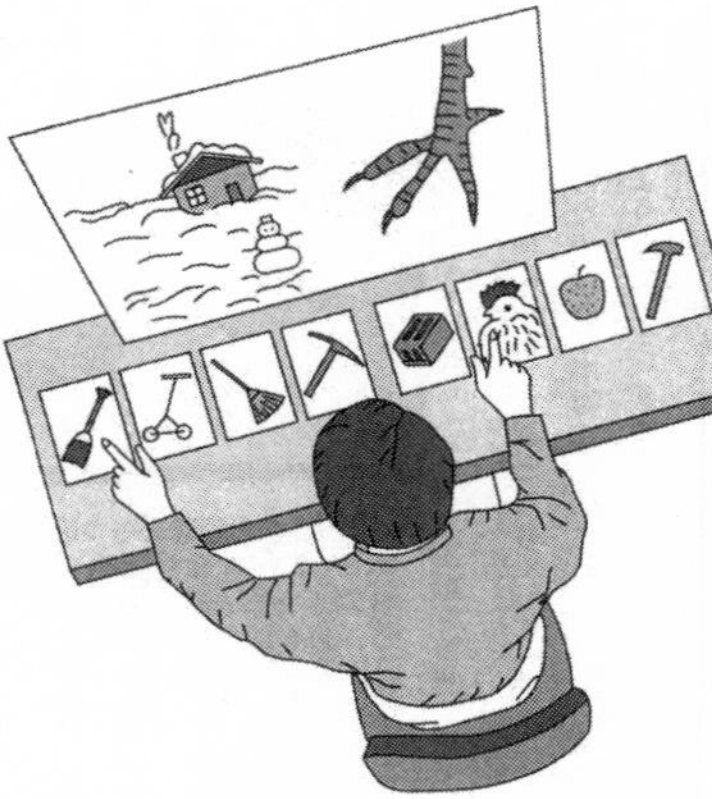

図20　左右分断脳。脳梁切断患者で左右の視野に異なる大きな絵と数枚の小さな絵を提示して、大きな絵と関係する小さな絵を左右の手各々で指示してもらう。そうすると、左右いずれでも適切な小さな絵を指し示すが、左側については、なぜ特定の絵（スコップ）を選んだかを説明できない（参考文献13）。

癲癇《てんかん》の発作を抑えるために、左右の大脳皮質をつなぐ最大の神経線維束である**脳梁**《のうりょう》を切断した人がいる。その人に右視野と左視野に、図20に示すような大きな絵と、その下に上の絵と関連する事柄を含む複数の小さな絵を見せて、上の大きな絵と関連する小さな絵を、右手および左手各々で指示してもらう。右上図はニワトリの足であるから、小さな絵の中からニワトリの絵を選ぶのが正解である。左方では、上図の雪景色に関連するスコップを選ぶのが正解である。脳梁が切断された人は、左右いずれでも正解を指し示した。次に、左右各々について選択理由を説明してもらったところ、右側についてはニワトリを選んだ理由を説明できたが、左側については正しい選択をしていたにもかかわらず、選択理由を説明できなかった。

この結果を説明するにあたっては、左右の感覚入力情報は、各々反対側の大脳皮質に送られること、また左右の運動指令も各々反対側の大脳皮質で作られること、そして言語の中枢は左の大脳皮質に局在していることを、知っておく必要がある。このような状況であるため、右視野の感覚情報処理と右手への運動指令作成は左大脳皮質で行われ、その情報は左大脳皮質の言語中枢にも送られて、適切な説明がなされた。一方で、左視野の視覚情報処理と左手への運動指令の発令は右大脳皮質で行われたが、それに関する情報の左大脳皮質言語野への伝達は脳梁切断により妨げられて、左大脳皮質は右大脳皮質が何をしたか説明できなかったと考えられる。

脳梁が切断された時の右脳の意識をどのように考えるべきなのだろうか？　右脳は左側の感覚入力について正しい判断をしたうえで、適切な応答をしているのであるから、右脳だけで思考と行動選択がなされている。ただ、それを言葉で表現できないだけであり、右脳に意識はないと見なして良いのであろうか？　もしも右脳に意識があると考えれば、一人の中に二つの意識が存在することになる。また、この事例は私たちが他者の意識あるいは心を推し量るうえで、言語が大変重要であることも示している。なお、脳梁の他にも左右の大脳皮質をつなげる**交連**《こうれん》

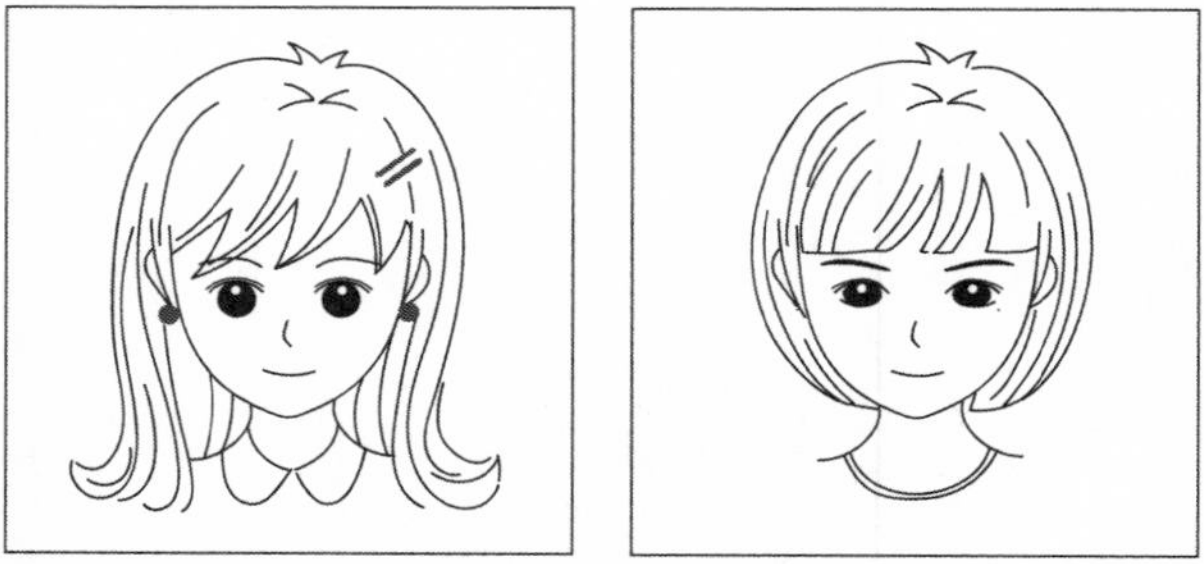

図21　選択結果と選択理由の説明の解離。被験者に一組の人の写真を提示して、好ましい方を選択することを繰り返す。選択後に好ましいとされた写真を再提示して、好ましく思った理由を説明してもらう。これを繰り返す中で、ときに選択されなかった写真を示して、好ましいとした理由を説明することを求める。そうすると、好ましいとして選択しなかったのにもかかわらず、好ましく思った理由を説明することがしばしば起こった（参考文献45を改変）。

線《せん》維《い》束が存在するため、脳梁切断後も左右の大脳皮質間の連絡が完全に断たれているのではないことは記しておきたい。

脳梁切断患者は例外的な状況ではあるが、障害のない通常の人を対象に行われた以下の実験も「意識」や自己とは何かについて考えさせられる例となっている。被験者にペアとなった人の写真を何組も見せ、どちらの人をより好ましいか判断してもらう（図21）。そして、実験者が被験者に好ましいと判断した方の写真のみを改めて提示して、選択した理由を説明してもらう。その際に、被験者をだますことになるのだが、一部では被験者が選ばなかった写真を示すことも行い、なぜその人を好ましいと判断したかを説明してもらうことを織り交ぜる。そうすると、何人もの被験者が、元々は好ましいと判断しなかった方の写真について、好ましいと判断した理由を雄弁に説明したという（参考文献45）。この実験結果は、どのように解釈すれば良いのだろうか？　好ましい方とそうでない方の差が小さく、どちらにも良さそうなところがあると思っていたために、選択はそれほど重要でなく、選択結果を忘れてしまっていたのかもしれない。ただし、選択したときの「意識」と、説明を行ったときの「意識」には乖離があると考えることもできる。

　後章で取り上げるが、夢を見ているときの「意識」と覚醒時の「意識」の関係（夢を見ているときの自身の判断や夢の中での行動は、覚醒時の判断や行動とは大きくかけ離れていることが多い）、および後述する**交代人格**《こうたいじんかく》の存在などは、各個人の「意識」の唯一性がそれほど確かではないことを示唆している。内省する「第三の意識」も局在するのではなく偏在していて、通常はそれらの間で協調がなされているのではないか。そして、通常は各脳部位の情報処理とその結果の行動選択が調整されて一定の範囲に収まり、それがその人固有の性格、特徴、個性と見なされているのではないかと思う。左右分断脳の状況では、左右の大脳皮質間での情報統合が障害されるために、二つの「第三の意識」が存在するような状況になってしまったと考える。

（8）自由意志とは？

私たちは自らの自由な意志で行動を選択していると考えていると思うが、そもそもこの意志は何から自由なのであろうか？　**脳波**《のうは》を記録しつつ、あること（実際には手首を動かすことだった）を実行しようと考えたタイミングを知らせてもらうと、そのタイミングよりも前から脳の活動が変化していることが報告された。このことから、ある事柄の実行を意図する以前から、脳活動が起こっていることが分かる。そしてこの結果に基づき、「意識」下での自由な意志など存在しないのではないかという論点が生じたという（参考文献3、7）。しかしながら、この議論の元になる自由意志の定義は何なのであろうか。この問題提起の背景には、脳の神経活動より上位、または神経活動以前に神経活動を制御する「意識」があるという前提があるのではないか。この考え方はデカルトの二元論的であり、神経活動全体を見渡す「第三の意識」の持ち主が脳の外に存在していると想定しているように思えるが、それは妥当なのだろうか？

これまで検討してきたように、そもそも「第二・第三の意識」は脳の神経活動に依存している。そして、多くの神経活動に私たちは気づいていない。気づいていない、あるいは「意識」されていない神経細胞集団の活動が、「第三の意識」に注目されて、それが脳から外部への出力を引き起こすのではないか。そのように考えるならば、気づきを「意識」する以前から、気づきの対象に関する神経活動が存在しているのは当然のことのように思える。

私たちは遺伝子に組み込まれた設計図に基づいて作られた脳を含む身体と、これまでの経験に基づき脳内に形成された記憶に依存あるいは拘束された状況で、意思決定を行っている。私たちの自我が有する自由は、そうした拘束条件下において、多々ある選択肢からいずれかを選べるということであり、それは「意識」の物質的基盤である脳・神経系のはたらきから独立したものではありえないと思う。

(9)　こころの理論と他者の意識の推測

「**こころの理論**」という用語は、実は理論というよりも、他者の考えを推察する能力を示す概念である。図22を用いて説明する。AとBという二人が本棚のある部屋にいて、Bが本を読んでいるのをAは見ている。隣の部屋から電話の呼び出し音が聞こえてきたときに、Bは読んでいた本を机上に伏せて部屋を出た。その直後にCが部屋に入ってきて、Bが読んでいた本を机上から取り去り、本棚に戻した後で部屋を出た。しばらくしてBが部屋に戻ってきた。このときに、AはBが「どうして本が机上にないか不審に思って本を探す」のではないかと考えた。

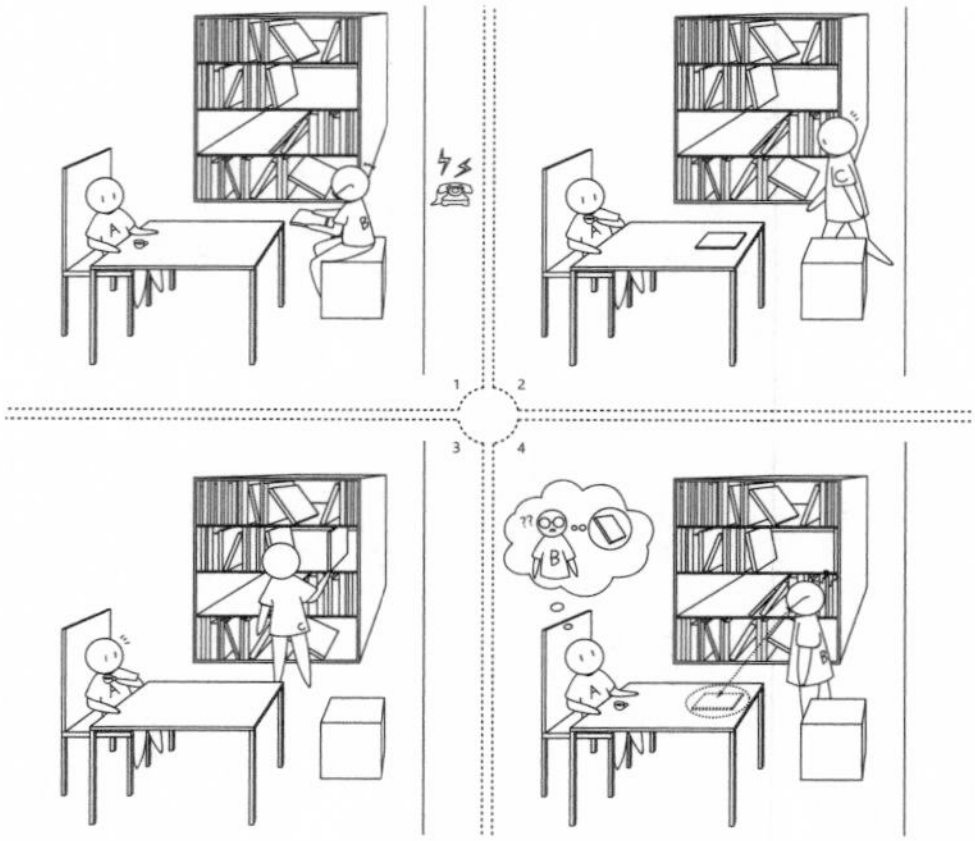

図22　「こころの理論」の説明図。こころの理論は他者の立場に立って、他者の考えを推察する能力である。AはBの行動を見ている。Bは本を読んでいたが（1）、本を机上において席を立ち、その後Cが来て（2）、Bがおいた本を本棚に戻した（3）。その後でBが戻ってきた（4）。このときAは、Bは「本が机上にないので、どうしたのだろうか」と考えるだろうと推測する。こうしたAのBの考えについての推測を「こころの理論」という（参考文献6）。

AはBの立場に立って、Bならばどのように考えて行動するかを推察しているが、このように他者の立場に立って、他者の考えを推察できる能力を「こころの理論」と呼んでいる。「こころの理論」は、人では3歳くらいから備わってくるとされている。そして、「こころの理論」は自己と他者を区別したうえで、他者の立場で考える能力であり、それには自己を内省する「第三の意識」が機能していることが必要であって、自己と他者の独立した自我を認識していると思われる。

リゾラッテイらは、サルの大脳皮質前頭葉の腹側運動前野で、手で物をつかむときに活動する神経細胞が、サルの前で研究者が手で物を拾ったときにも活動することを見出した（参考文献28）。その後の研究で、自身の実行行為と他者の行為が対応するときに活動する神経細胞が、他の脳部位にも存在することが明らかとなり、それらは**ミラーニューロン**と名づけられた。こうしたミラーニューロンは、模倣や他者の行為の理解、そして共感に関与するのではないかと提案されており、「こころの理論」にも寄与すると考えられる。

「こころの理論」は他者の内面の理解を向上させ、言語の使用とともに、より高度なコミュニケーションを介したグループの協調した行動を可能にすることに寄与する。こうした能力は、個体集団の高度で複雑な戦略的活動を促進することによって、他の動物種との生存競争を有利にして、人類の繁栄に大きな寄与をしたと推察できる。また、「こころの理論」の高い精度やコミュニケーション能力の高さは、他の能力とともに、社会での成功や優位性の確保にも役立つと思われる。「第三の内省する意識」は、自己の状況に関するさまざまな情報の有効かつ適切な活用の高度化に役立つことに加え、「こころの理論」により、協力あるいは競合する他者の思考や行動選択の正確な推察能力の向上にも役立っていると考えられる。

ただし、「こころの理論」が自らの意識と経験に依存する主観的な推測である点には留意すべきである。主観は厳密には全く個人的なものであり、他者の主観・意識は推測できるだけである。そして、他者の意識・判断は、各々の育った環境や受けた教育などの経験によってかなり異なるかもしれない（参考文献6）。また、感覚器や神経系の障害によって、気づくことも異なる可能性がある。さらに、後述するように精神疾患によって「意識」の状態が変わっていることもある。

第五章　夢

私たちは睡眠中にしばしば夢を見る。夢を見ているときには自発的脳活動の亢進が認められるが、それは外界からの感覚入力とは独立した神経活動である。なお、心臓は自律的周期的に活動電位を発生して、それに伴い周期的に収縮するが、神経細胞の中にはシナプス入力がない状態でも、自発的に活動電位を発生する細胞があり、それらは脳波の発生にもかかわる。ところで、夢は主観的な「意識」体験を伴う。夢の中で視覚的・聴覚的な気づきがあり、行動判断がなされていると思う。ただし、夢の中での話の展開や事柄は現実的・合理的ではないことが多々あり、また夢の中での自身の判断や行動も覚醒時ではあり得ないようなことが多い（参考文献8、9、29）。こうした夢を見ることは、人にとって何か意味があるのであろうか？　フロイトは夢にはさまざまな象徴が出現し、人の願望を充足するはたらきがあることなどを主張した。現在、フロイトの説は否定的な評価を受けているが、夢には記憶の整理などの役割があると考えられている。

夢も主観的な体験であり、他者の夢はその人の報告から推測するしかない。私自身の夢は荒唐無稽なことが多く、どうして夢の中で異常な状態をそのまま受け入れ、わけの分からない行動をしているのか、目覚めてみると不思議に思う。ただ、他者の夢の話を読んだり聞いたりすると、似たような状況であることが分かって、少し安心する。一方で、他者の夢と私自身の夢には違いがあるかもしれないと感じることもある。私自身の夢は視覚像が出てくるものの、ほとんどの場合はそれほど鮮明でなく、より観念的な気がしているが、鮮明な視覚像の夢を見る人もいるようだ。私は夢に登場する人物が誰だかは分かっているが、振り返ってみると、その人物の顔をはっきり知覚していなかったことが思い出される。夢の話ではないが、ある光景をそのまま写真のように記憶する画像記憶能力を持っている人がいることを先述した。そうした画像記憶能力の高い人は、より視覚的に詳細な夢を見ることができるのではないだろうか。また、人によって夢の中で音声があったりなかったりするようだ。人によって夢の傾向にかなりの違いがあるかもしれない。夢も主観的な体験であり、「第三の意識」が覚醒時とは異なる形ではたらいて生じているように思われる。睡眠時に大脳皮質視覚関連領域の活動をｆＭＲＩで記録し、その後で被験者を起こして、どのような視覚像の夢を見ていたかを聞き取ることを繰り返すことによって、脳活動と夢の視覚像の関係を調べると、脳活動記録に基づいてどのような夢を見ていたかをある程度推察できるという（参考文献46）。夢も脳の神経活動により引き起こされている。

（1）夢の種類

夢にはいくつかの型がある（参考文献8）。一つは、入眠時に見る単純で短い夢である。船に乗って揺られた後に眠ると、入眠時に揺れるように感じるといった夢である。第二のタイプは、考えているだけの夢で、例えば試験の前日に試験のことをいろいろと心配して思考が空転しているような夢をいう。そして、第三の夢は物語のある夢で、通常私たちが夢と認識している夢に相当する。第一・第二の夢は、そもそも夢と認識していない方も多いのではないだろうか？　実は私もその一人で、各々を気のせいとか、起きているけれど疲れて眠くなった状態と思っていた。夢は睡眠時に見るのだが、睡眠には深さにいくつかのレベルがあり、また**ノンレム睡眠**と**レム睡眠**と呼ばれる異なる状態があることが知られている。各々については次節で詳しく説明するが、レム睡眠時に物語のある夢を見ることが多い。一方で、第二の思考の空転のような夢は、ノンレム睡眠時に見るようだ。

　ところで、私は夢の多くが不快な内容と思っていたのだが、皆さんの夢はいかがだろうか？　夢の多くでは、不安・怒り・高揚感といった感情を伴う。そして、不安や恐怖感が強まると、それが覚醒につながる。したがって、不快な夢を見ているときに目覚めることが多いので、覚えている夢は不快な内容のことが多い、ということになるらしい。睡眠中の被験者を観察していれば、眼球の速い動きなどによりレム睡眠状態にあることは分かる。レム睡眠時に被験者を起こすと、被験者はしばしば、心地よい夢を見ていたと報告する。こうした快い夢は覚醒した際に覚えていないことが多いようで残念だ。

第三の物語のある夢では、時・場所・人が突然変わり、一貫性がないことが多々ある。また、夢では物理的な法則が無視され、行動選択についても奇怪な論理がまかり通っている。そして、そうした奇妙な状況をなぜか疑問をいだかずに受け入れている。夢の中の私は、まともな状況判断を行えていないようだ。ところで、たまに夢の中で夢を見ていることを認識していることはないだろうか？　夢であることを認識している夢は、**明晰夢《めいせきむ》**と呼ばれる（参考文献30）。明晰夢は、全く見ることのない人から、かなり頻繁に見る人までいるとのことだ。そして、明晰夢では夢の内容を望む方向に持っていくこともできるらしい。夢にもさまざまな種類がある。

ところで、この節を書いた1、2か月後に、久しぶりに明晰夢を見た。夕食時にワインを飲んで眠くなったので、午後10時前にベッドに入ったのだが、夜中の2時頃に目覚め、その後しばらく眠れなかった。そこで、しかたなく今後の予定などをあれこれ考えていたのだが、いつの間にか眠り、曲がった石畳の坂道を一人で上っていく夢を見た。夢だと気づき、石畳をよく見たところ、各々の石がかなり本物のように見えた。次に、夢の内容をコントロールできないかと考え、場所を変えて登場人物を加えることを試みようとしたが、目が覚めてしまった。今の私には、明晰夢を楽しいものに変えることはできないようだ。

（２）レム睡眠とノンレム睡眠

入眠に際して浅い眠りから深い眠りへと移行するが、その後にまた浅い眠りへ移り、その後再度深い眠りに入る、ということが何回か繰り返されて、浅い眠りから覚醒する。睡眠の深さの段階は１から４までに分けられ、それらは脳波の波形で判断できる（参考文献８、９）。入眠後には第４段階の深い眠りまで行くが、その後時間が経過すると浅い眠りの時間が増え、４段階の深い眠りにまで到達することは少なくなる。

レム睡眠は、第１段階の浅い睡眠時に見られる特徴的な睡眠状態であり、レム睡眠時によく夢を見る。レム（ＲＥＭ：Rapid Eye Movement）という名称は、急速な眼球運動に由来しており、レム睡眠の特徴として、速い眼球運動が見られるが、その他ペニスの勃起も認められる。レム睡眠時には、脳の活動レベルは領域によっては高くなっているが、一方で全身の筋肉のはたらきは抑えられている。睡眠時歩行などの行動の報告があり、それらはレム睡眠中の夢に伴う現象と思われるかもしれないが、レム睡眠時にはほとんど体を動かせないことが分かっているので、睡眠時歩行はノンレム睡眠時の活動のはずである。夢を見るレム睡眠に際しては、安全のために体を動かせなくしているのではないかと考えられている。レム睡眠時に活性化する脳部位には、運動を制御する脳部位は含まれない。

睡眠覚醒などの人の状態に大きな影響を及ぼす広範囲の脳活動レベルは、アミン類や**アセチルコリン**などの神経活動修飾分子で調整されている（参考文献9）。覚醒時にはノルアドレナリン・**セロトニン**といったアミン系およびアセチルコリン系の活性が高く、それらはノンレム睡眠時には低くなっている。そして、レム睡眠時にはアミン系の活性は低いが、アセチルコリン系の活性が高くなっていることが知られている。なお、睡眠覚醒には上記の物質の他に、アミンの一種である**ヒスタミン**、アミン誘導体である**メラトニン**、そしてアミノ酸が30程度つながったペプチドの**オレキシン**もかかわり、睡眠の制御は複雑である。

睡眠の役割としては、体力の維持・回復、エネルギー消費の軽減、記憶の整理・促進などが考えられている。睡眠が運動の学習などによる**手続き**《てつづき》**記憶**《きおく》と呼ばれるタイプの記憶を促進することが知られている。夢が記憶に重要な役割を担っていると思われるかもしれないが、夢は直近の経験とは無関係な内容が多く、ノンレム睡眠の記憶固定における重要性が指摘されている（参考文献9）。ネズミを用いて行った、睡眠を長時間妨げる実験によると、3週間ほどの**断眠**で体重減少などの体の異変が顕著になり、4週くらいで多くが死んでしまうという。人でも、断眠が体調などに大きな悪影響を及ぼすことが報告されているが、レム睡眠のみを妨げても特段の悪影響はないという。ただし、レム睡眠のみが起こらないようにすると、次第にレム睡眠状態に入りやすくなるという。レム睡眠とノンレム睡眠の割合が一定になるように制御するしくみがあるらしい。

（3）夢と意識

夢は、覚醒時の外界からの感覚入力に依存するクオリア（主観的な体験を伴う質感）とは異なる、自律的に発現する表象（心に思い浮かぶ記憶された外的対象像）のクオリアを伴う「意識」体験と考えられる。そして、この表象のクオリアの質は、人によって異なっているかもしれない。夢では、時、場所、人が変幻自在に変わり、物語に一貫性がなく、奇妙な状況に疑念も持たない。一方で、夢の中での自己は、合理的とは言えなくても、何らかの判断に基づいた行動選択をしているように思う。したがって、何らかの内省する「第三の意識」もはたらいていると考えられる。ただし、この「第三の意識」の思考や情報処理を現実世界で行えば、適切な対応になるとは思えない。つまり、夢の中の「意識」を、覚醒時の「意識」と同一視できないと思う。そうだとすると、夢を見ているときの自己または「意識」と、覚醒時の自己は別物なのであろうか？　しかし、両者は同じ脳の活動に依存しているはずである。同じ脳でも神経回路の機能状態の違いにより、異なった「意識」状態が生じているのではないかと思う。レム睡眠時には、「第三の意識」にかかわると推察されている前頭前野の活動が低いことが分かっている（参考文献9）。先に「意識」は一つかという問いについて検討したが、異なる「意識」状態が一個人に存在し得ると考えるべきではないだろうか。

夢で場面が突然変わることがあると記したが、これは気づく対象またはクオリアが非連続的に不十分な制御で交代していくことと解釈できる。覚醒時には感覚入力の強さやワーキングメモリー（作業記憶、84ページ参照）との関連により、気づく対象あるいは注意を向ける対象が合理的に移行していくが、夢の中ではこうした制御が不完全になっていると推察される。感覚入力がない睡眠時には、特定の表象やエピソードに関する神経回路活動の維持が覚醒時よりも難しいのかもしれない。気づくべき対象の制御には、「第三の内省する意識」が関与するが、そのはたらきが不十分と考えることもできよう。

私の夢は写実的というより観念的だと記したが、私の記憶の特性を反映しているかもしれない。より写実的な画像記憶能力を持っている人の夢は、私の夢とはかなり異なるクオリアを伴っているのかもしれない。他者の主観的体験の実質的理解は難しい。

第六章　精神疾患

精神科では、**統合失調症**《とうごうしっちょうしょう》、双極性障害《そうきょくせいしょうがい》、抑うつ障害、不安症、強迫症《きょうはくしょう》、心的障害、**解離**《かいり》**性障害**《せいしょうがい》、**発達障害**、認知症、睡眠覚醒障害など、さまざまな精神的障害を取り扱っている。これらのうち、少なくとも統合失調症、解離性障害、発達障害の一部では、「意識」のはたらきに問題が生じているのではないかと考えられる。本章では、こうした精神疾患の症状などを説明しつつ、「意識」のはたらきが障害されるとどのようになるかという視点で、「意識」の本質およびその基盤となる脳の神経回路機能に迫ろうと思う。

（1）統合失調症と意識

統合失調症は、**幻覚**《げんかく》や**妄想**《もうそう》などの症状を呈する精神疾患だが、「本人が見ている世界」が「現実の世界」と大きく異なっていると言われている（参考文献10、31、32）。「本人が見ている世界」は、主観的なものであるから、患者の話やふるまいから推測するしかないのだが、クオリアが通常とはかなり違っているということになる。

幻覚は、実際にいない人が見える**幻視**《げんし》や、いない人の声が聞こえたりする**幻聴**《げんちょう》などの症状である。統合失調症では幻視よりも幻聴、しかも人の声の幻聴が多いという。そして、幻聴の内容は、自分自身を非難したり、攻撃したりするものが多いようで、患者は大変つらい思いをする。幻覚では本人が幻覚と気づいている場合とそうでない場合があり、統合失調症の幻聴では本人が幻覚と気づいていないことが多い。しかし、治療により幻覚だと分かるようになってくるケースもあり、そうした場合は症状の緩和につなげられることがある。幻覚は感覚入力なしに、強いクオリアが生じて、それが感覚に基づくものだと内省する「第三の意識」に見なされた状態ではないかと考える。

　統合失調症に特徴的な主な妄想は、見張られていると感じる**注察妄想**《ちゅうさつ》、自分自身と関係ないできごとが自分に関係していると感じる**関係妄想**、他者が自分に危害を加えるといった**被害妄想**だが、自分が画期的な業績を挙げたと思う**誇大妄想**もある。また、幻覚から二次的に妄想が生じる場合や、幻覚と妄想が同時に起こることもある。妄想には「**自我障害**《じがしょうがい》」と呼ばれる症状もある。自我障害として、自分の考えは、考えると同時に他者に伝わっていると確信する「**思考伝播**《しこうでんぱ》」という症状がある。また、自分の行動は自らの意志によるものではなく、他者の意志によって操られているという主観的体験や、他者の考えを吹き込まれていると感じる主観的体験「**思考吸入**《しこうきゅうにゅう》」、自分の考えを抜き取られていると感じる主観的体験「**思考奪取**《しこうだっしゅ》」という症状も報告されている。これらは自己と外界との境界があいまいになっていると見なせることから、「自我障害」と呼ばれている。「意識」に着目して自我障害を考えると、「内省する第三の意識」に問題があり、「我思う故に我あり」の「我」が乗っ取られてしまっている、または

「我」が外部へと広がってしまっているように思える。

幻覚や妄想が生じる機構について、**セイリエンス（Salience）仮説**が知られている（参考文献10、33）。セイリエンスは、外界からのさまざまな感覚入力各々の目立ちやすさ（顕著性《けんちょせい》）を指す単語である。セイリエンスが高いほど目立ちやすく、注意を引くために気づく対象になるとされる。セイリエンスの高さは感覚入力の他に、脳のはたらきによっても影響を受ける。自身にとって利得につながるような事柄のセイリエンスは高くなると思われるが、その選択には先述した強化学習を説明した際にも言及した神経修飾物質のドーパミンが関与する。ドーパミンは外界からの感覚入力や記憶情報の一部のセイリエンスを高めることに寄与すると考えられている。それでは、もしもドーパミンのはたらきが高すぎるとどうなるだろうか？　本来はセイリエンスが低く維持されるべき事柄について、セイリエンスが高くなってしまい、通常は「意識」に上がってこない事柄がクオリアを生じさせてしまうと推察される。このようなしくみで、実際には無視されるべき事柄が強いクオリアを生じさせ、それが実際に存在して重要だと感じさせてしまって幻覚が生じるというのが、セイリエンス仮説になる。そして、関連事項が次々と「第二の意識」に上がり、「第三の意識」がそれらを内観して、妄想が生じてしまうと考えられる。実際、統合失調症の治療薬のほとんどは、ドーパミンのはたらきを抑える物質だそうだ（参考文献10）。セイリエンス仮説によれば、「第二・第三の意識」のはたらきについての障害が統合失調症に関係すると考えられよう。

ドーパミンはアミンと総称される神経活動修飾物質の一つだが、脳内報酬系ではたらく他に、運動の制御などにもかかわる。ドーパミンは**黒質**《こくしつ》と呼ばれる脳領域および腹側《ふくそく》被蓋野《ひがいや》と呼ばれる脳領域の神経細胞で生産されるが、前者は主に運動制御に、後者は主に脳内報酬に関与することが知られている。黒質でのドーパミン産生の低下は、運動障害を伴うパーキンソン病の要因となっている。一方、ドーパミンの過剰が統合失調症の一要因である可能性を上述した。ところで、ドーパミンは中毒性薬物に関連する物質でもある。例えば、**コカイン**には脳内のドーパミンのはたらきを長く持続させる作用がある。そして、それが脳内報酬を強くすることによって、爽快感・快感をもたらすが、幻覚や妄想なども引き起こす。麻薬等も「意識」のはたらきに大きな影響を及ぼす。

（2）解離性障害と意識

解離性障害は米国の診断基準では、「意識、記憶、同一性、または周囲の知覚についての、通常は統合されている機能の破綻《はたん》」とされている。理解しにくい表現なので、解離の五つの主な症状を紹介することで、解離性障害がどのようなものか説明する。まず、実際に経験したことを忘れてしまう「**健忘《けんぼう》**」症状がある。自分がある品物を購入したり置き場所を移動したりしていても、そのことを全く覚えていなかったり、知らぬ間に時間がたっていて驚いたり、気がつくと知らない場所にいたりすることがあるという。「**離人《りじん》**」と呼ばれる症状もある。これはいわゆる体外離脱的な体験で、自分自身から離れて自分自身の行動を見ているという主観的体験である。「**疎隔《そかく》**」は周囲が非現実的であると感じる現象である。家や職場についても、馴染みがない場所と感じたり、家族や友人が見知らぬ人のように感じたりするという。「**同一性混《どういっせいこん》乱《らん》**」と「**同一性変容《どういっせいへんよう》**」という症状もある。「同一性混乱」は、自己の同一性について不確実さを感じる現象であり、「同一性混乱」は、**交代人格**が出現したり、若かった時の自己が自発的に出現したりする症状である。解離性障害は、統合失調症と区別しにくいように思われるが、統合失調症では、患者が他者と認識している者からの主体性への侵害が著しく、何かをさせられているように感じるという特徴があるらしい。また統合失調症では、自分しか知らないことが他者へ伝わっているという思考伝播の妄想が見られたりするが、解離性障害ではないという（参考文献11）。なお、統合失調症や解離性障害の症状は、人によって大きな違いがあることは知っておく必要がある。

　解離性障害の「健忘」では、第三の意識の継続性が絶たれ、思い出せないときの行動は異なる「意識」が制御していると見なせないだろうか？「同一性混乱」も「第三の意識」または自我の唯一性が疑われるという点で、「健忘」と類似しているように思われる。さらに交代人格が出現する、または幼少期や青年期に自己が戻ってしまう「同一性変容」は、複数の「第三の意識」が併存し、時々でいずれかの「意識」が前面に出てきて、思考や行動を制御していると考えられるのではないだろうか。コンピューターシステムで例えるならば、CPU（Central Processing Unit、86ページ参照）が複数あってそれが入れ替わって制御する状態、あるいはCPUのはたらきを規定する記憶情報が複数存在して、CPUの制御パターンが交代するような状況と見なせよう。

体外離脱的体験である「離人」や、周囲からの感覚入力を本物と感じられない「疎隔」は、「第二の気づく意識」あるいはクオリアの通常状態からの逸脱、あるいは「第三の意識」による内省のはたらきの異常と考えられるのではないだろうか。解離性障害も「意識」のはたらきの問題に起因している。一方で、こうした障害が存在すること、また解離性障害と診断されない人でも、日常生活に支障がない範囲の解離性障害的な経験をすることがある。こうしたことは、主観的な「意識」あるいは自我が唯一絶対の存在ではないことを示唆する。「我思う故に我あり」の「我」も、継続的で同一不動の存在とは言い切れないようだ。

（3）発達障害と意識

発達障害には、**自《じ》閉《へい》症《しょう》スペクトラム症候群**（**ＡＳＤ：Autism Spectrum Disorder**）、学習障害、**注《ちゅう》意《い》欠《けっ》陥《かん》多《た》動《どう》性《せい》障《しょう》害《がい》**（**ＡＤＨＤ：Attention-Deficit Hyperactivity Disorder**）が含まれ、通常低年齢で発症する（参考文献12、32）。ここでは、主に自閉症スペクトラム症候群について記載しようと思うが、その前に注意欠陥多動性障害について簡単に記したい。注意欠陥多動性障害は、不注意型、多動・衝動的型、混合型に分けられる。不注意型では、忘れ物が多く、集中の持続が困難という症状が見られる。衝動型では、飛び出し、割り込みやルールを守れないという症状があり、多動型ではうろうろする、すぐ立ってしまうなどの症状がある。こうした症状は、「第三の意識」が一連の関連事項の持続的な情報処理に向かわずに、内省の対象が安定しないために引き起こされると考えられよう。そのように考えて良いならば、注意欠陥多動性障害は「意識」の制御についての問題が関係することになる。なお、年齢を重ねると多動・衝動性は抑えられることが多い。

自閉症スペクトラム症候群には、幼児期に発症して知的能力の発達に遅れのある**タナー型自閉症**と、知的能力は正常の範囲である**高機能自閉症**（**アスペルガー症候群**）などがある。症状にはかなりの幅があるが、男性の方が女性より3～5倍多いと言われている。自閉症スペクトラム症候群に共通する症状としては、社会的相互作用やコミュニケーションの障害と、興味や活動の限定がある。社会性の障害というのは、人とのかかわりが苦手であり、視線を合わせること、体に触ることが苦手で、予定の急な変更が苦手といったこともある。コミュニケーションの障害は、言語的コミュニケーションおよび表情や身振りを理解することが苦手といったことである。そして、他者との感情の共有が難しく、いわゆる空気を読めないようだ。人により各症状の程度の違いは大きく、同一の障害とは見なせないことから症候群とされている。

　感情共有や空気を読めないということは、他者の「意識」・心の推測をできないということではないだろうか。そうならば、それは先に説明した「こころの理論」（97ページ参照）が不完全ということと解釈できる。そして、それには「第三の内省する意識」に問題があることが関係しているのではないかと思われる。先述したミラーニューロンの機能不全と自閉症スペクトラム症候群を関係づける提案もある（参考文献34）。また、興味や活動が限定されることは、ある特定の事柄に「第三の内省する意識」が向かって、そこから他の対象に「第三の意識」が注目する対象を転じることが難しいということと見なせる。そのように考えて良いならば、そうした症状を有する人は、「第三の意識」が注意多動性障害とは逆方向の特性を持っていると思われる。

高機能自閉症の中には、一般的社会生活では問題があるものの、特定の能力が極めて優れているサヴァン症候群の存在も知られている。サヴァン症候群の人では、記憶・芸術・計算において、常人ではとても太刀打ちできない能力を示すことがある。もしかすると、それは「第三の意識」がある事柄の情報処理に極端に集中し、それにかかわる神経回路を目いっぱいはたらかせて、その潜在的な情報処理能力が最大限引き出されているためかもしれない。一方通常の人は、常に外界からのさまざまな感覚入力に対応できるように、特定の事柄に集中し過ぎることを抑制していると思われる。「第三の意識」が内省する対象の持続と転換は微妙に制御され、そのはたらきは人によって異なっているのだろう。

（4）神経回路における興奮と抑制バランス

精神疾患では、脳の神経回路における興奮性神経細胞と抑制性神経細胞のはたらきのバランスが偏っている可能性が示唆されている（参考文献47、48）。夢や注意欠陥多動性障害においては、「第三の意識」が注目するべき事柄とはあまり関係がない事柄に関心が移るのを抑制するはたらきが弱いために、夢の中での場面や登場人物の唐突な転換が起こったり、注意欠陥多動性障害者の不注意または落ち着きのない行動がなされたりすると考えることはできないであろうか？　一方で、サヴァン症候群では、「第三の意識」がある事柄に注目すると、他の事柄に関する入力が強力に抑えられるために、極度の集中が維持されると解釈できよう。また、統合失調症の幻覚は、記憶された情報や通常は気づきもしない事柄についてのクオリアの抑制が不十分なために生じると解釈できると思う。

シナプスでの情報伝達は、その使用状況などにより持続的に変化する可塑性を示し、それが学習記憶の基盤となっているが（参考文献6）、その他に神経細胞の活動レベルに応じて、それをあるレベルに維持するようにシナプス応答を変化させる現象（ホメオスタティック可塑性）があることも知られている（参考文献35）。神経細胞へのシナプス入力の興奮性と抑制性のバランスは、こうした情報伝達調整機構により制御されることに加えて、遺伝的要因の影響も受ける。

近年の統合失調症や自閉症患者の遺伝子解析により、さまざまな遺伝子の変異が検出されている（参考文献49、50）。そして、その一部はシナプスの形成や制御にかかわるタンパク質をコードする遺伝子である。こうしたことから、シナプス制御、その中でも興奮性と抑制性のバランスに影響を及ぼす遺伝子の変異が、一部の精神疾患の要因となっている可能性がある（参考文献51）。

第七章　「我」「心」とは？

最終章では、これまで記載してきたことをまとめたうえで、主観的な「意識」体験とその基盤となる脳の神経活動の関係についてのハードプログラムおよび人工知能（AI：Artificial Intelligence）の「意識」について考察し、最後にもう一度デカルトの言う「我」や自身の心について考えてみる。

（1）客観的物質世界に属する脳と主観的意識体験

四章と五章で、各々「第二の気づく意識」と「第三の内省する意識」を取り上げ、その性質と身体の一部である感覚器や脳神経回路への依存性について検討してきた。知覚の内容やクオリア（主観的な体験を伴う質感、53ページ参照）は、外界からの物理的刺激の強度をそのまま反映しているのではない。感覚器や脳の神経回路のはたらきにより変形される。また外界からの感覚入力には体が反応するし、それらは記憶に残ることもあるが、それでも気づいていないことが多いことも説明した。そして、強い刺激や「第三の意識」が注目していることに関係する事柄は気づかれやすく、「第二の意識」によって気づかれ、また逆に「第二の意識」に浮かんだ知覚内容や表象は、「第三の意識」に注目されて、思考や行動選択に活用されるのだろうと述べてきた。

さまざまな知覚や内省そして夢では主観的体験が生じ、それらは脳の神経細胞集団の活動に依存していることは疑いようがない。脳神経系は、元々は外界からの入力に対して応答を引き起こすための情報伝達経路として発達し、それが進化過程で、行動選択の最適化のために、記憶情報を活用してさまざまな情報の統合をできるように高度化してきたものである（参考文献6）。こうした情報の統合には、個々の情報の取捨選択が必要となり、各情報の重みづけと、情報処理にかかわる脳神経系の機能拡張が起こり、それが「意識」を誕生させたと考えている。ところで、夢はそのときの外界からの入力には依存せずに、記憶情報を用いる脳の自律的な活動により生じ、直接的に行動制御に関わることはない不思議な現象である。睡眠と夢は、記憶情報の整理・処理や脳の神経回路機能のリセットといったことに関与しているのではなかろうか（参考文献9）。

（2）ハードプロブラムとＡＩの意識

クオリアや喜怒哀楽などの感情、そして内省や夢では主観的な体験をするが、これまで書いてきたように、それらの基盤として脳内の神経細胞集団の活動が必要である。それでは、物理化学的世界に属する脳神経系の現象が、いかに主観的体験とつながるのであろうか？　この問いがチャーマーズの言うハードプロブラムである。これまでも繰り返し記してきたように、私はこの問題には答えることができないと思っている。なぜなら、主観的体験はある人に固有のものだからである。チャーマーズは、人と全く同じように振る舞うが、意識のない哲学的ゾンビという存在を想定した。他者の内面を厳密な意味で理解することはできないのであるから、デカルトのように疑えば、自分以外の存在が哲学的ゾンビではない、と厳密な意味で断定することはできない。逆に、振る舞いがヒトと全く区別できない汎用型ＡＩ（ある特定の目的のために作製されたのではなく、鉄腕アトムのような人型ロボットを制御するようなＡＩ）がもしも作製できたならば、そのＡＩに「意識」や心がないと断言することもできないと思う。厳密にはＡＩ、そして動物を含む他者の内心や「意識」は、自己の内省に照らし合わせて推察できるだけであって、原理的に不可知と思う。もっとも、他者が主観的な「意識」や感情の体験を持たないとは言えないし、そのように思いたくもない。

それでは、「第二・第三の意識」と主観的体験はどうして出現したのだろうか？　前節でも検討したように、それらは動物と人が多様な情報の処理を円滑に行って、より良い行動選択を行ううえで必要になったしくみではないかと推測している。「第二の意識」は、さまざまな感覚入力情報、および記憶情報の重要性の評価にかかわり、「第三の意識」に気づかせて、その情報を優先的に活用することを脳神経系に促すしくみとして出現したと考える。「第三の意識」

は、脳内の各神経回路または神経細胞集団の活動状況をチェックするような形で、情報を適切に選んで、混乱なく円滑な情報の処理・整理・統合を行い、逐次的にはたらくしくみとして誕生し発達してきたと思う。気がつくこととそれに注意を向けて他の情報を抑えるプロセスの実行には、主観的な体験が必要なのではないか、などと考えてはみるのだが、それを論理的に説明することはできる気がしない。

前著『何のための脳？』（参考文献６）で、ＡＩの説明と脳との比較を行ったが、その中で、現時点で、特定目的遂行のための特化型ＡＩは存在するが、上述したような汎用型ＡＩは存在しないことと、汎用型ＡＩが作製できた場合には、その目的を何にするのかが重要であるが、その設定は困難であることを述べた。生物である人や動物にとっては、自身の生存と子孫または所属集団の繁栄が大きな目的となる。ＡＩにそのような目的を設定できるのであろうか。

私たちは、ときによって何が正しいか分からないような状況において、選択せざるを得ないことがある。例えば、二人の人が危険な状態にあるが、一人しか助けられないような場合に、いずれを助けるかといった問題が起こるかもしれない。そして、その二人は自身の子供であるかもしれない。自分の利益と所属集団の利益が相反する状況、二つの集団に属していて両者の利益が相反する場合に、いずれを選ぶかといった状況もあると思う。こうした状況において、ＡＩはどのような判断をすることになるのだろうか。初期の目的設定とその後の学習に応じて何らかの判断をさせることはできるとは思うが、万人が納得するような目的の設定は困難ではないかと思う。

人を含む動物では、自身の生存と子孫または所属集団の繁栄が大きな目的と記した。人や動物は、さまざまな感覚入力や記憶情報を選択しつつ、総合的な判断を行って大きな目的に合うような意思決定を行うと思う。一方、現在の特化型ＡＩでは、与えられる情報は多いものの、その内容は同種であり、目的も子孫や集団の存続や繁栄といった幅の広い抽象的なものではなく、もっと具体的なものである。例えば、各々の場所における各高度の気温・気圧の継時変化から天候を予想したり、駅中での人の流れのデータから自動販売機設置場所を定めたり、レントゲン写真などから病気の診断をさせたりすることである。こうした情報処理では、計算量は多いが、アルゴリズム（問題を解決するための手順・計算方法）はある程度明らかである。近年、ＡＩは囲碁のような選択肢が多い複雑なゲームでも人を超える力を発揮している。囲碁における戦略の選択は奥深いものがあるが、それでもルールと勝敗の決定は明確に定められている。人や動物では、多種多様な情報から重視する情報をその時々で選択したうえで検討し、各候補行動の短中長期的なメリット・デメリットを判断して、正解がよく分からない状況でもある意思決定を行う。こうした複雑な情報の処理・選択・統合過程において、情報の混乱を避けたうえで、ある程度一貫性があり、かつ状況の変化にも対応した結論を出すには、特定の情報を選ぶ「第二の意識」や、情報のさらなる処理を制御する「第三の意識」が必要になったのではないかと考える。そして、このような考えに基づくと、ＡＩがこういった複雑な情報選択と統合と判断を行えるようなシステムとなったときには、意識が生じているのかもしれないし、ＡＩの判断の特徴や個性が人にも分かってきて、親近感さえ抱くようになるかもしれない。もっとも、ＡＩの「意識」の存在は、他者からは推察できるだけであり、厳密には不可知である。

（3）自分自身と心

左右分断脳、精神疾患、そして夢について検討した第六、七章で、ある個人の「我」あるいは「意識」は一つとは言い切れないのではないかと記した。自我あるいは自己もそれほど確固たる存在ではないかもしれない。トールキンのファンタジー作品『指輪物語』に登場するゴクリは、しばしば善良な人格と邪悪な人格が会話をして意思決定をする。私自身も、さまざまな感情や思い、そして合理的な考えを整理しようと試みながら、日々を過ごしてきた。解離性障害では人格交代が起こったり、統合失調症では「思考吸入」といった自我障害が認められたりすることもある。精神障害でなくても、夢の中での自己は、覚醒時とは異なる行動選択をしていて、覚醒時と同じ人格とは思えない。「意識」の唯一性や継続性は保証されていない。「意識」されない反射応答の存在、サブリミナル効果の存在、そして気づかない間に得た記憶情報が意思決定に影響を及ぼしている例は、脳神経系が「意識」されない、あるいは気づいていない情報処理も広く行い、それらが行動選択にも関与することを示している（参考文献5）。私たちが何かを思いつくときにも、その思いつきがどうして浮かんできたかは自覚できないと思う。「第三の意識」に注目されない脳内での情報処理のはたらきは大きい。無意識のはたらきや異なる性質を有する「意識」が、一個人に複数存在し得ることを考えるならば、自己あるいはその人の心は、その人に内在する無意識と感情、そして複数存在するかもしれない「意識」を含めた総体と見なすべきであろう。

　脳は多様な記憶装置を内蔵し、多様多数の入力と多数の出力と複数の協調可能な並立した制御中枢を有する情報処理システムと見なせると考える（図23）。複数の記憶装置というのは、ワーキングメモリーのような短期記憶と長期的な記憶、そしてエピソードや概念に関する**陳《ちん》述《じゅつ》記憶《きおく》**と、自転車に乗ることができるようになるといった運動能力の記憶を含む手続き記憶といった、異なるタイプの記憶を担う脳部位としくみを指す。多様多数の入力は、視覚、聴覚、触覚、嗅覚、味覚などのさまざまな感覚入力であり、多数の出力は言葉や表情、移動などの行動、反射そして心拍数や発汗の制御に関する身体応答を指す。そして、複数の協調可能な制御

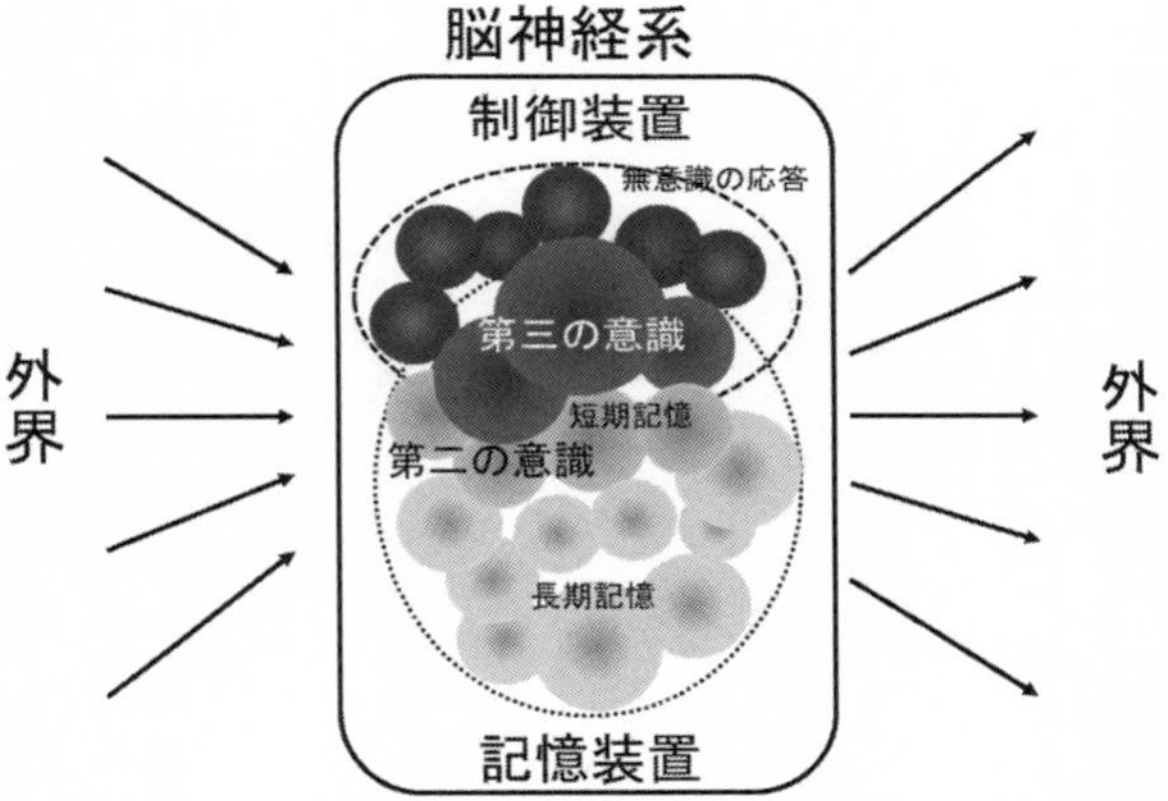

図23　脳神経系での情報処理の模式図。人は多種多様な感覚入力を受け、さまざまな応答をするが、脳神経系はその仲介をしている。脳は感覚入力の処理や行動の制御を行うが、入力情報や記憶情報の統合、そしてそれらを用いた思考・意思決定も行う。感覚入力は反射応答など意識されない行動を引き起こし、また意識されずに記憶されることもあるが、一部は知覚（第二の意識で気づかれる）される。知覚された情報と記憶情報の一部は「第三の意識」によりワーキングメモリーに入り、思考・意思決定・言語によるコミュニケーション出力に用いられる。「第三の意識」を担える神経回路も複数存在し得るが、通常それらは協調し統合されたはたらきをする。また、「第二の意識」により気づかれる知覚・表象をコードする神経細胞も複数存在し、各記憶情報をコード化する神経細胞も多数ある。各神経細胞は、複数の知覚や記憶情報のコーディングに関係するといった重複があり、関連する情報をコード化する神経細胞間では、お互いを活性化しようとするような情報伝達経路がある。一方で、両立しがたい知覚をコードする神経細胞集団間では相互抑制が起こる。記憶には短期的な記憶も長期記憶もある。

装置は「第三の意識」を含むが、上述してきたように「第三の意識」の唯一性は保証できず、また無意識の情報処理もある。ただし、それらは通常は、相互に直接的な神経細胞間連絡および神経活動修飾物質による広範な神経活動レベル調整など複数のしくみで協調されて、個体として統合された意思決定と行動選択を可能にしていると提唱したい。その中で「第三の意識」は、言語で他者とコミュニケーションをとる場合に、脳あるいは自己の情報をとりまとめて、それを逐次的に表現する役割も担っていると考える。

おわりに

本書では、主観的体験である意識・感情と、その物質的基盤である脳・神経系のはたらきについて検討してきた。「はじめに」に記したように、私は高校生のころから、自己や心を理解したいといった思いが強く、哲学書などを読み内観を行っていた。主観と客観のギャップを感じていた私には、デカルトの「我思う、故に我あり」という言葉が心に残った。一方で、フロイトの心理学書などを読んだ時は、内観で得られる考えはある特定の解釈にすぎず、ゆるぎなき事実の基盤にはならないとも感じた。そうしたことから、脳・神経系がはたらく基礎機構について、実験的アプローチを行う神経科学者になることを目指した。そして、記憶の基盤となるシナプス変化の分子細胞機構や、それが動物個体の行動に与える影響を調べてきた（参考文献6、24）。こうした研究は実に楽しいものであったが、大学教員としての定年が迫ってきたところで、もう一度私の興味の原点に立ち戻り、意識や心について、現時点での科学的知見を踏まえたうえで、実験科学者としては封印してきた内観も行い、私なりの考えをまとめてみようと思い、本書を書くことにした。

久しぶりに真剣に内観・内省を行ってみると、自分自身の頭の中で起こっていることがよく分からないことを改めて感じた。思考を巡らせているとき、次に意外な考えが浮かんでくることがしばしばあるが、どうしてそうなるか内省してもよく分からない。意識されないさまざまな活動が脳内で起こっているようだ。ところで、私はどちらかというと朝型で、朝の方が効率よく仕事をこなせる。一日仕事をしてさまざまな事柄に対応した後夕方とか夜に、厄介なことまたは判断に迷うことが起こった際には、判断を遅らせても問題がないと考えられれば、翌日まで判断するのを待つことにしている。厄介ごとはさっさと片付けてすっきりしたいという思いは強く、実際に即断できることは直ちに対応しているのだが、夜になって疲れた頭では大した対応案が浮かばないだろうと思うからである。そして、翌朝になってみると、昨晩は面倒な問題と思われたことが、大した問題ではないと見なせたり、昨晩は考えつかなかった対応策が浮かんできていたりする。睡眠中にも脳内での情報処理や統合がなされているようだ。また、私は自分のワーキングメモリー容量はたいして大きくないことを自覚している。複雑な多くの事柄を頭の中だけで整理しきることには困難さを感じる。私は趣味で囲碁を打つのだが、以前に比べて読める手数が少なくなっていることを実感している。年齢の影響もあるのだろうが、頭の中だけでできる情報処理の限界を感じる。そこで、私はワーキングメモリーを補うために、思いついた事柄をメモして、それらの関係を整理して書いたものを使って、思考を進めている。私には、単語や図を書いて整理することが創造的な作業をするうえで不可欠である。

本書を書くことによって、自己についての私なりの考えを整理して、自分なりの結論を得ることを目論んでいた。自我・意識について考えを整理することはでき、それらの基盤となる物理化学的背景についても情報をある程度まとめられたように思っている。しかし、主観的意識と物質である脳・神経回路の関係、いわゆるハードプロブラムは答えようのない問題とした。この件については、合理的に納得できる答えを得ることはできず、どのように考えることにするか、または信じることにするか、という問題ではないかと思う。

イージープロブラムとされた脳・神経系での情報処理・統合の機構にしても、本質的な疑問が残っている。ｆＭＲＩでは特定の知覚に関与する脳領域が示せるし、また脳の一部の損傷は、知覚や情動に大きな影響を与えることから、脳の特定領域の各意識現象への寄与が考えられる。しかし、ある特定の脳領域の知覚全体への関与は限定的なものでもある。そして、各脳領域の実体は、神経細胞集団が形成する神経回路であり、それは他領域ともつながっている。意識や思考過程に相当する情報処理や、情報の統合現象の全体像を理解するためには、脳の領域レベルよりも細かい、神経回路・神経細胞・シナプスレベルで何が起こっているかについて、高時間空間分解能での解明が必要と思う。ｆＭＲＩで得られる１ミリメートルと１秒の分解能と神経細胞レベルの数十マイクロメートルと1ミリ秒の分解能、また脳領域数と構成神経細胞数の間には大きなギャップがある。神経回路内の多数の神経細胞の活動を、お互いの関係を明らかにしつつ包括的に理解できるようになるまでには、まだまだ長い時間が必要と思う。

　脳・神経系は、動物個体とその子孫あるいは種の生存と繁栄を有利に進めるために発達し、その過程で意識・感情・心が生まれたのではないかと考えていることはすでに記した。反射的な応答ではなく、短期的にはデメリットがあっても中長期的により大きな利益を得られるような戦略を選択する際に、「意識」が重要なはたらきをしてきたのではないかと推察する。こうした行動選択には、経験からあることが起こる元となるしくみをベイズ推定する強化学習が重要であろうということも説明した。強化学習は、得られた経験から行動選択にヒントを与える便利なしくみである。ただし、強化学習は経験していないこと、またはルールが変わった時には、有効に機能しないことには注意が必要である。つまり、経験したこと、あるいは自分が得た知識を重んじることによって、偏った判断がなされる認知バイアスリスクがある。

「敵を知り己を知れば百戦危うからず」という孫氏由来の表現があるが、自己および世界に対してより良い理解を得ることにより、適切な判断を行えるようにしていきたいものである。意識・心を持つ存在として、またさまざまな主観的体験をできる存在として生まれたことにありがたさを感じつつ、それを活かして生を楽しみたいと思う。

最後に、本書の草稿を読んでさまざまなコメントをしてくださった川口真也教授と多くの図を作成してくださった胡馨月氏に感謝します。

参考文献

日本語書籍

1、意識とは何か、苧阪直行著、１９９６、岩波科学ライブラリー
2、意識の探求 神経科学からのアプローチ、クリストフ・コッホ著、土谷尚嗣、金井良太訳、２００６、岩波書店
3、脳の意識 機械の意識、渡辺正峰著、２０１７、中公新書
4、クオリアと人工意識、茂木健一郎著、２０２０、講談社現代新書
5、サブリミナル・インパクト 下條信輔著 ２００８、ちくま新書
6、何のための脳？ ＡＩ時代の行動選択と神経科学、平野丈夫著、２０１９、京都大学学術出版会
7、マインド・タイム―脳と意識の時間、ベンジャミン・リベット著、下條信輔訳、２００５、岩波書店
8、夢の科学 アラン・ホブソン著、冬樹純子訳、２００３、講談社 ブルーバックス
9、睡眠の科学・改定新版 なぜ眠るのか なぜ目覚めるのか 櫻井武著、２０１７、講談社 ブルーバックス
10、統合失調症、村井俊哉著、２０１９、岩波新書
11、解離性障害―「うしろに誰かいる」の精神病理、柴山雅俊著、２００７、ちくま新書
12、自閉症スペクトラム障害―療育と対応を考える、平岩幹男著、２０１２、岩波新書
13、脳と心の正体：神経生物学者の視点から、平野丈夫著、２００１、東京化学同人

14、脳・心・人口知能、甘利俊一著、２０１６、講談社　ブルーバックス
15、なぜ他人の不幸は蜜の味なのか、高橋英彦著、２０１４、幻冬舎ルネッサンス新書
英文総説、本
16、What is consciousness, and could machines have it ? Dehaene S, Lau H, Kouider S. 2017, Science 358, 486-492
17、Origin and evolution of human consciousness. Fabbro F, Cantone D, Feruglio S, Crescentini C. 2019, Progress in Brain Research 250, 317-343
18、The disunity of consciousness. Zeki S. 2008, Progress in Brain Research 168, 11-18
19、Questioning the role of sparse coding in the brain. Spanne A, Jörntell H. 2015, Trends in Neurosciences 38, 417-427.
20、Visual competition. Blake R, Logothetis NK. 2002, Nature Reviews Neuroscience 3, 13-21
21、Neural correlates of consciousness: progress and problems. Koch C, Massimini M, Boly M, Tononi G. 2016, Nature Reviews Neuroscience 17, 307-321
22、The neural binding problem(s) . Feldman J. 2013, Cognitive Neurodynamics 7, 1-11
23、Long-range neural coupling through synchronization with attention. Gregoriou GG, Gotts SJ, Zhou H, Desimone R. 2009, Progress in Brain Research 176, 35-45
24、Long-term depression and other synaptic plasticity in the cerebellum. Hirano　T. 2013, Proceedings of the

Japan Academy, Series B 89: 183-195

25、Working memory 2.0. Miller EK, Lundqvist M, Bastos AM. 2018, Neuron 100, 463-475

26、The magical number 4 in short-term memory: a reconsideration of mental storage capacity. Cowan N. 2000, Behavioral and Brain Sciences 24, 87-185

27、Integrated information theory: from consciousness to its physical substrate. Tononi G, Boly M, Massimini M, Koch C. 2016, Nature Reviews Neuroscience 17, 450-461.

28、The mirror mechanism: a basic principle of brain function. Rizzolatti G, Sinigaglia C. 2016, Nature Reviews Neuroscience 17, 757-765

29、Dream experiences and the neural correlates of perceptual consciousness and cognitive access. Fazekas P, Nemeth G. 2018, Philosophical Transactions of the Royal Society B 373, 20170356, doi: 10.1098/rstb.2017.0356

30、The cognitive neuroscience of lucid dreaming. Baird B, Mota-Rolim SA, Dresler M. 2019, Neuroscience and Biobehavioral Reviews 100, 305-323

31、Schizophrenia, consciousness, and the self. Sass LA, Parnas J. 2003, Scizophrenia Bulletin 29, 427-444

32、Reframing schizophrenia and autism as bodily self-consciousness disorders leading to a deficit of theory of mind and empathy with social communication impairments. Tordjman S, Celume MP, Denis L, Motillon T, Keromnes G. 2019, Neuroscience and Biobehavioral Reviews 103, 401-413.

33、Dopamine and the aberrant salience hypothesis of schizophrenia. Howes OD, Nour MM, 2016, World

Psychiatry 15, 3-4

34、Imitation, mirror neurons and autism. Williams JH, Whiten A, Suddendorf T, Perrett DI. 2001, Neuroscience and Biobehavioral Reviews 25, 287-295.

35、Homeostatic synaptic plasticity: local and global mechanisms for stabilizing neuronal function. Turrigiano G. 2012, Cold Spring Harbor Perspectives in Biology 4, a005736, doi: 10.1101/cshperspect.a005736

36、Fundamentals of human neuropsychology, 3rd ed. Kolb B, Whishaw IQ, 1990, Freeman.

37、Neuronal oscillations: unavoidable and useful? Singer W. 2018, European Journal of Neuroscience 48, 2389-2398

38、Rates and rhythms: a synergistic view of frequency and temporal coding in neuronal networks. Ainsworth M 他5名. 2012, Neuron 75, 572-583

39、Neuroscience, 5th ed. Purves D 他5名. 2012, Sinauer.

英文オリジナル論文

40、The neural fate of consciously perceived and missed events in the attentional blink. Marois R, Yi DJ, Chun MM. 2004, Neuron 41, 465-472

41、Nicotinic receptors in the ventral tegmental area promote uncertainty-seeking. Naudé J 他10名. 2016, Nature Neuroscience 19, 471-478

42、SYNPLA, a method to identify synapses displaying plasticity after learning. Dore K 他9名. 2020. Proceedings of the National Academy of Sciences USA 117, 3214-3219

43、Creating a false memory in the hippocampus. Ramirez S 他7名. 2013, Science 341, 387-391

44、Discovering event structure in continuous narrative perception and memory. Baldassano C 他5名. 2017, Neuron 95, 709-721

45、Failure to detect mismatches between intention and outcome in a simple decision task. Johansson P, Hall L, Sikström S, Olsson A. 2005, Science 310, 116-119

46、Neural decoding of visual imagery during sleep. Horikawa T, Tamaki M, Miyawaki Y, Kamitani Y. 2013, Science 340, 639-642

47、Neocortical excitation/inhibition balance in information processing and social dysfunction. Yizhar O 他15名. 2011, Nature 477, 171-178

48、Developmental excitation-inhibition imbalance underlying psychoses revealed by single-cell analyses of discordant twins-derived cerebral organoids. Sawada T 他11名. 2020, Molecular Psychiatry 25, 2695-2711

49、De novo mutations in schizophrenia implicate synaptic networks. Fromer M 他31名、2014, Nature 506, 179-184

50、The contribution of de novo coding mutations to autism spectrum disorder. Iossifov I 他46名、2014, Nature 515, 216-221

51、Autism and schizophrenia-associated CYFIP1 regulates the balance of synaptic excitation and inhibition. Davenport EC 他7名. 2019, Cell Reports 26, 2037-2051

52、Amygdala reward neurons form and store fear extinction memory. Zhang X, Kim J, Tonegawa S. 2020, Neuron 105, 1077-1093

53、The evolutionary origin of human hyper-cooperation. Burkart JM 他15名. 2014, Nature Communications 5, 4747, doi: 10.1038/ncomms5747

54、Harm to others acts as a negative reinforcer in rats. Hernandez-Lallement J 他5名. 2020, Current Biology 30, 949-961

55、When your gain is my pain and your pain is my gain: neural correlates of envy and schadenfreude. Takahashi H 他5名. 2009, Science 323, 937-939

索引

ア行

カ行

サ行

マ行

ヤ行

ラ行

ワ行

著者略歴

平野 丈夫（ひらの ともお）

東京大学理学部卒業、東京大学医学系研究科博士課程修了
医学博士、理学博士
東京大学医学部助手、米国カリフォルニア大学ロサンゼルス校医学部研究員、群馬大学医学部講師、京都大学医学部助教授、京都大学大学院理学研究科教授（平成29年4月から平成31年3月まで京都大学理学研究科長、理学部長）を経て令和3年4月から京都大学名誉教授

主な著書
「脳と心の正体：神経生物学者の視点から」東京化学同人、2001年
「何のための脳？　AI時代の行動選択と神経科学」京都大学学術出版会、2019年

幻冬舎ルネッサンス新書　242

自己《じこ》とは何《なん》なのか？　意識《いしき》・自我《じが》・心《こころ》についての神経科学的考察《しんけいかがくてきこうさつ》

2021年12月15日　第1刷発行

著　者　平野丈夫
発行人　久保田貴幸

発行元　株式会社 幻冬舎メディアコンサルティング
〒151-0051　東京都渋谷区千駄ヶ谷4-9-7
電話　03-5411-6440（編集）

発売元　株式会社 幻冬舎
〒151-0051　東京都渋谷区千駄ヶ谷4-9-7
電話　03-5411-6222（営業）

ブックデザイン　田島照久
印刷・製本　中央精版印刷株式会社

ISBN 978-4-344-93658-4　C0211
幻冬舎メディアコンサルティングHP
http://www.gentosha-mc.com/